Monthly Book *Derma.*

編集企画にあたって…

　顔面の紅斑に対して「脂漏性湿疹ですね」とお話ししてステロイド外用薬を処方した数日後に，急速進行性間質性肺炎で呼吸器内科に入院した患者さんを，私自身が以前に経験したことがあります．現在のように皮膚筋炎特異的な自己抗体の測定ができない時代ではありましたが，皮膚筋炎の皮疹に対する知識が乏しく，全身の皮疹を総合的に診ることができなかったことが，診断できなかった原因と考えます．もしあの時に早く診断できていれば早期治療が奏功したのではないかと悔やまれます．

　膠原病の診断の手がかりや疾患活動性の指標になるのは皮膚症状であることが多く，膠原病診療において皮膚科医の果たす役割は大きいと感じています．皆様も，「強皮症や皮膚筋炎などの膠原病の可能性はいかがでしょうか？」「強皮症の手指潰瘍に対してよい治療法がないでしょうか？」という他科からの依頼を経験されているかと思います．

　皮膚病変から早期に膠原病を診断することができれば，適切な治療を早期から開始することが可能となります．さらに，皮膚病変から疾患活動性を評価しながら他科と連携して治療をすすめることもできます．このように，我々皮膚科医は，皮膚病変から膠原病に特異的な所見や疾患活動性を的確にとらえることで，積極的に診断から治療に参加し，貢献することができるのです．膠原病診療に積極的に携わることは，皮膚科の重要性と診療領域の拡大にもつながります．私自身は膠原病の診療を通じて，様々な診療科の先生方と連携・交流させていただく機会を得ることができ，数多くの臨床研究・基礎研究の成果につながりました．若手の先生方も是非，膠原病診療を積極的に行って，診療の世界を広げていただければと思います．

　今回は，皮膚病変から診た膠原病の診断・治療のポイントを，実際に多くの患者さんを診察されているエキスパートの先生方に，「これ1冊」で網羅していただきました．

　全身性強皮症とその鑑別疾患となる限局性強皮症，好酸球性筋膜炎，硬化性苔癬について，また皮膚筋炎，エリテマトーデス，シェーグレン症候群といった我々皮膚科医が診察する代表的な膠原病について，その病態や機序，臨床所見をご解説いただき，次に診断のポイントと治療戦略についてもご解説いただきました．話題の新しい治療法についても使い方のポイントを詳しくご解説いただきました．それぞれの疾患で第一線で診療されている先生方の「極意」が詰まっておりますので，明日からの診療に役立つ充実した一冊になっております．

　最後に，臨床・研究・教育でお忙しい中，快く執筆をお引き受け下り，非常に分かりやすくまとめていただきましたエキスパートの先生方に心より深謝申し上げます．

2022年7月

茂木精一郎

KEY WORDS INDEX

WRITERS FILE

ライターズファイル

（50 音順）

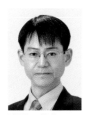

浅野　善英
（あさの　よしひで）

1998年	東京大学卒業 同大学皮膚科入局
2004年	同大学大学院医学系研究科外科学専攻修了, 医学博士取得 NTT東日本関東病院皮膚科
2005年	東京大学皮膚科, 助手
2006年	米国サウスカロライナ州立医科大学リウマチ免疫学教室, 研究員
2009年	東京大学皮膚科, 助教
2010年	同, 講師
2015年	同, 准教授
2022年	東北大学皮膚科, 教授

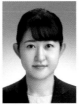

大竹　里奈
（おおたけ　りな）

2016年	広島大学卒業
2018年	東京医科歯科大学皮膚科入局
2020年	同病院, 医員
2022年	同大学病院, 助教

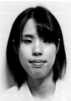

伏田奈津美
（ふしだ　なつみ）

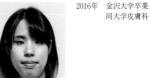

2016年	金沢大学卒業 同大学皮膚科入局

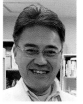

新井　達
（あらい　さとる）

1991年	北里大学卒業 同大学病院皮膚科, 研修医 武蔵野赤十字病院皮膚科出向
1993年	横浜労災病院皮膚科出向
1994年	北里大学病院皮膚科, 病棟医
1996年	横浜労災病院皮膚科出向
1998年	北里大学皮膚科, 助手
2004年	同, 講師
2010年	聖路加国際病院皮膚科, 副医長
2012年	北里大学皮膚科, 講師
2013年	同, 准教授 聖路加国際病院皮膚科, 医長
2015年	同, 部長

小寺　雅也
（こでら　まさなり）

1997年	和歌山県立医科大学卒業 社会保険中京病院, 臨床研修医
1999年	金沢大学皮膚科, 医員
2000年	社会保険中京病院皮膚科専攻医, 医員
2003年	金沢大学大学院医学系研究科
2004年	University of Wisconsin-Milwaukee Biological Sciences Immunology : Post-doctoral research fellow
2006年	金沢大学大学院医学系研究科循環医科学専攻血管新生結合組織代謝学位取得 社会保険中京病院皮膚科, 医員
2011年	同病院膠原病リウマチセンター併任
2014年	独立行政法人地域医療機能推進機構中京病院皮膚科, 部長, 膠原病リウマチセンター長兼務

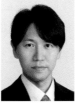

茂木精一郎
（もてぎ　せいいちろう）

1999年	群馬大学卒業 同大学皮膚科入局
2004年	同大学大学院博士課程修了（生体調節研究所バイオシグナル分野所属） 東京大学病院形成外科
2006年	生体調節研究所COE研究員
2007～11年	米国国立衛生研究所（NIH）皮膚科
2017年	群馬大学皮膚科, 准教授
2020年	同, 教授

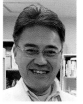

植田　郁子
（うえだ　いくこ）

1999年	金沢大学医学部卒業 同大学皮膚科入局
2004年	同大学大学院医学系研究科終了 同大学皮膚科
2005年	米国Duke大学, 免疫学教室
2007年	金沢大学皮膚科, 助教
2008年	関西医科大学皮膚科, 助教
2017年	同大学皮膚科, 講師
2020年	大阪大学皮膚科, 特任講師

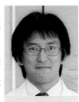

神人　正寿
（じんにん　まさとし）

1999年	東京大学卒業 同大学皮膚科入局
2000年	東京逓信病院皮膚科, 研修医
2005年	東京大学大学院修了 同大学皮膚科, 助手
2006～08年	米国ハーバード大学留学
2008年	熊本大学皮膚科・形成再建科, 講師
2015年	同, 准教授
2017年	和歌山県立医科大学皮膚科, 教授

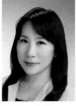

山口　由衣
（やまぐち　ゆきえ）

2000年	浜松医科大学卒業
2001年	横浜市立大学市民総合医療センター・同附属病院, 臨床研修医
2003年	藤沢市民病院皮膚科
2004年	横浜市立大学大学院博士課程進学
2005年	慶應義塾大学リサーチパーク（リウマチ内科）, 訪問研究員
2008年	Postdoctoral associate, University of Pittsburgh, USA
2010年	横浜市立大学大学院医学研究科環境免疫病態皮膚科学, 助教
2013年	同, 講師
2018年	同, 准教授
2021年	同, 主任教授

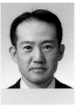

濱口　儒人
（はまぐち　やすひと）

1998年	金沢大学卒業 同大学皮膚科入局
2003年	同大学大学院修了 米国デューク大学留学
2005年	金沢大学皮膚科, 助手
2008年	同, 講師
2013年	同, 准教授

吉崎　歩
（よしざき　あゆみ）

2006年	長崎大学卒業 同大学医学部附属病院, 研修医
2009年	国立病院機構長崎医療センター皮膚科, レジデント
2011年	長崎大学大学院皮膚病態学早期修了 Department of Immunology, Duke University Medical Center, post-doctoral associate
2014年	東京大学大学院皮膚科学, 助教
2015年	同, 講師
2016～19年	同, 外来医長（兼任）
2018年	同, 皮膚科乾癬センター, センター長（兼任）

INDEX

Monthly Book **Derma.** No. 326／2022.9 ◆目次

これ 1 冊！皮膚科領域における膠原病診療の極意

◆編集企画／群馬大学教授　茂木精一郎　◆編集主幹／照井　正　　大山　学

大好評書の改訂版!!

好評

イチからはじめる 美容医療機器の 理論と実践 改訂第2版

著 宮田成章

みやた形成外科・皮ふクリニック　院長

2021年4月発行　B5判　オールカラー
定価7,150円(本体価格6,500円＋税)

第1版発売から8年。
目まぐるしく変わる美容医療機器の情報を刷新し、新項目として
「ピコ秒レーザー」や「痩身治療」についてを追加しました。
イマイチわからなかったレーザー、高周波、超音波の仕組み・
基礎から臨床の実際までを幅広く、丁寧に扱う本書。
これから美容医療を始める方はもちろん、すでに美容医療を行って
いる方々にも読んでいただきたい教科書です。
第1版で好評だったコラムやページの各所にあるこぼれ話も、
さらに充実!

主な目次

総論
Ⅰ　違いのわかる美容医療機器の基礎理論
Ⅱ　人体におけるレーザー機器の反応を知る
Ⅲ　料理をベースに美容医療を考えてみよう
Ⅳ　肌状態から考える治療方針・適応決定
Ⅴ　各種治療器
　　レーザー・光：波長による分類
　　レーザー・光：パルス幅による分類
　　高周波
　　超音波
　　そのほか

治療
Ⅰ　ほくろに対するレーザー治療の実際
Ⅱ　メラニン性色素疾患に対する治療
Ⅲ　シワやタルミの機器治療
Ⅳ　毛穴・キメや肌質に対する治療
Ⅴ　痤瘡後瘢痕の機器治療
Ⅵ　レーザー脱毛
Ⅶ　痩身治療
Ⅷ　最新の機器に対する取り組み

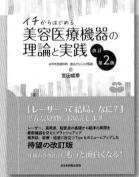

詳しい目次はこちら

全日本病院出版会　〒113-0033 東京都文京区本郷 3-16-4　Tel:03-5689-5989
www.zenniti.com　Fax:03-5689-8030

MB Derma, 326：1-10, 2022.

◆特集／これ1冊！皮膚科領域における膠原病診療の極意

強皮症の診断と治療の極意

浅野善英*

Key words：線維化(fibrosis)，血管障害(vasculopathy)，自己免疫(autoimmunity)，2013 ACR/EULAR 分類基準(2013 ACR/EULAR classification criteria)，早期診断基準案(preliminary criteria for the very early diagnosis of systemic sclerosis)

Abstract 全身性強皮症(SSc)は皮膚および内臓諸臓器の血管障害と線維化を特徴とする全身性の自己免疫疾患である．SSc には主要3病態(免疫異常，血管障害，線維化)があるが，病態の最初のトリガーは免疫異常を基盤とした血管損傷と考えられている．傷害された血管は高度なリモデリング異常を示し，さらに機能異常を介して炎症を惹起・増強し，強力に活性化された線維芽細胞が臓器線維化と動脈(細動脈・中小動脈)線維化を誘導する．臨床症状は極めて多彩であり患者ごとに異なるが，皮膚硬化の範囲と自己抗体の種類により臓器障害の重症度や予後が予測可能である．診断に際しては，3つの基準(2013 ACR/EULAR 分類基準，診断基準，早期診断基準案)の特徴をよく理解したうえでうまく活用し，治療に際しては各薬剤が基本病態に対してどのような修飾作用を有しているのかを理解したうえで，個々の症例に適切な治療薬を選択することが重要である．

はじめに

全身性強皮症(SSc)は，皮膚および内臓諸臓器の血管障害と線維化を特徴とする全身性の自己免疫疾患である．その病因はいまだ不明だが，近年の基礎研究や分子標的治療の進歩により，その病態が徐々に明らかになってきている．本稿では，SSc の最新の病態理解と診断のポイント，治療について概説する．

SSc の病態

SSc の病態の最初のトリガーは，「免疫異常を基盤とした血管損傷」と考えられている．傷害を受けた血管は高度なリモデリング異常の結果として特徴的な構造異常を呈し，並行して血管の機能異常も生じる(図1)．

血管リモデリングは血管新生(損傷部位の近傍

に存在する血管内皮細胞が増殖・遊走して新しい血管を形成する過程)と脈管形成(損傷部位に遊走してきた骨髄由来細胞が血管構成細胞に分化して新しい血管を形成する過程)の共同作業により行われるが，SSc では血管新生が異常に活性化し，脈管形成は顕著に障害されている[1]．この血管リモデリング異常により，SSc に特徴的な血管の構造異常(毛細血管の拡張と消失，細動脈・中小動脈の狭窄)が誘導される．毛細血管は病初期に拡張し，脆弱化した血管から赤血球が漏出するが，爪郭部毛細血管の拡張や出血は早期診断に有用である．病期が進行するとともに徐々に毛細血管は減少し，線維組織に置換される．毛細血管が減少して線維化に置換される過程では，血管内皮細胞と血管周皮細胞が筋線維芽細胞へと分化し，それらの細胞がアポトーシス抵抗性，セネッセンス抵抗性の形質を獲得することで高度の線維化が形成・維持される．毛細血管の消失は組織の低酸素化を誘導し，筋線維芽細胞をさらに活性化し，各種臓器の線維化を促進する．一方，細動脈・中小動脈

* Yoshihide ASANO, 〒980-8574 仙台市青葉区星陵町1-1 東北大学大学院医学系研究科神経・感覚器病態学講座皮膚科学分野，教授

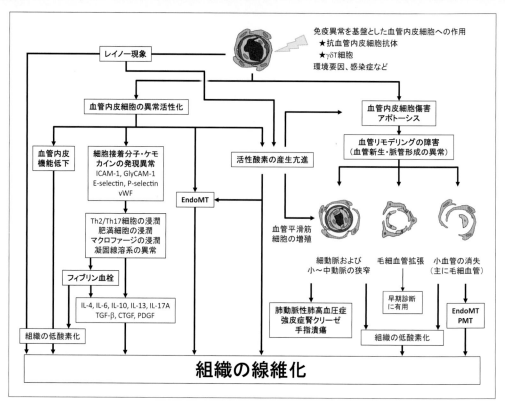

図 1. SSc の血管障害

自己免疫により血管内皮細胞が損傷を受けると血管のリモデリングが生じるが，血管新生の異常な活性化と脈管形成の障害により毛細血管拡張，毛細血管消失，細動脈狭窄が生じる．細動脈狭窄は手指潰瘍，肺動脈性肺高血圧症，強皮症腎クリーゼの直接的な原因となる．また，細動脈狭窄と毛細血管消失は組織の低酸素化を介して線維芽細胞を活性化する．一方，自己免疫により一部の血管内皮細胞は活性化されるが，既に内在性の異常を獲得している血管内皮細胞は様々な異常な応答(血管内皮機能低下，血栓形成抑制能低下，抗凝固能低下，細胞接着分子やケモカインの発現異常，血管内皮間葉転換亢進，活性酸素産生亢進など)を示し，組織の低酸素化や炎症を惹起して線維化を促進する．

において血管内皮細胞が損傷を受けると，血管内皮細胞が筋線維芽細胞へ分化し，また血管平滑筋細胞の増殖能と細胞外基質産生能が亢進し，線維性狭窄が誘導される．このような動脈系の変化は手指潰瘍，肺動脈性肺高血圧症(PAH)，強皮症腎クリーゼの直接的な原因となる[1]．

血管の機能異常には，血管内皮機能低下，血栓形成抑制能低下，抗凝固能低下，細胞接着分子やケモカインの発現異常，活性酸素産生亢進などが挙げられるが，これらは低酸素化と炎症を促進することで線維芽細胞を活性化する．また，細動脈・中小動脈の攣縮(Raynaud 現象)は虚血再灌流障害を介して線維芽細胞を活性化する．一方，線維芽細胞も形質変化を遂げており，炎症に対して細胞外基質の過剰産生をはじめとした異常な応答を示す．筋線維芽細胞の供給源としては，組織常在型線維芽細胞と前述の血管内皮細胞・血管周皮細胞の他，上皮細胞や脂肪細胞および骨髄由来ファイブロサイトなどもあり，多彩な起源をもつ筋線維芽細胞が高度な線維化を誘導する．以上が SSc の基本病態だが，この機序は線維化を生じるすべての臓器に共通して存在しており，臓器横断的基本病態と解釈することができる．図1は血管損傷と線維化を橋渡しする血管障害の病態カスケードを，図2は SSc に特徴的な毛細血管の経時的変化を示す．この臓器横断的基本病態に対して

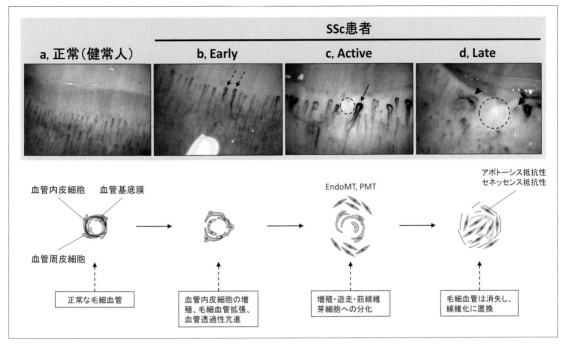

図 2. SSc の毛細血管に生じる変化

a ：健常人の爪郭部毛細血管
b〜d：SSc 患者の爪郭部毛細血管
b ：Early pattern：毛細血管の構造は維持されているが，数個の capillary
　　dilation（破線矢印）がみられ，capillary loss はみられない.
c ：Active pattern：megacapillary（実線矢印）が多数みられ，中等度の
　　capillary loss（破線）があり，ramified capillary はほとんどみられない.
d ：Late pattern：megacapillary や hemorrhage はほとんどみられず，
　　capillary loss（破線）が目立ち，ramified capillary（矢頭）が多数みられる.

臓器別病態修飾因子が作用することにより，各臓器で特異的な線維化機序が確立する[2].

病型分類

SSc は非常に多彩な臨床症状を呈するが，皮膚硬化の範囲に基づく病型分類と自己抗体の種類により，比較的画一的な臨床症状と経過を示す sub-type に分類できる.

1. 皮膚硬化の範囲に基づく病型分類

手指から始まった皮膚硬化が肘を越えて近位に及ぶか否かで，びまん皮膚硬化型（diffuse cutaneous SSc：dcSSc）と限局皮膚硬化型（limited cutaneous SSc：lcSSc）に分類される[3]. これらの病型間では皮膚硬化の自然経過および内臓病変の種類や出現時期が大きく異なる. dcSSc では発症 6 年以内に皮膚硬化が進行し，ピークに達するとその後は無治療でもゆっくり改善する例が多い. Ray-naud 現象と皮膚硬化の出現時期はほぼ同時（1 年以内）であるが，皮膚硬化出現時に Raynaud 現象を欠く場合もある. 一方，lcSSc における皮膚硬化は長期にわたり軽度で変化に乏しい. 一般に Raynaud 現象が数年〜十数年にわたり皮膚硬化に先行する. dcSSc に多い内臓病変として，間質性肺疾患，強皮症腎クリーゼ，心病変，吸収不良症候群がある. 前三者は発症 6 年以内の活動性の高い時期に出現しやすいが，吸収不良症候群は罹病期間が進んでから出現することが多い. 皮膚と異なり改善しない間質性肺疾患は，罹病期間が進んでから二次性肺高血圧による呼吸不全，右心不全の原因となる. 不整脈などの心病変は発症早期のみでなく，皮膚硬化の改善期でも生じることがある. lcSSc に伴う重要な内臓病変として，頻度は低いが PAH があり，一般に罹病期間が進んでから出現する. 逆流性食道炎は lcSSc から dcSSc

大基準
両側性の手指を越える皮膚硬化
小基準
① 手指に限局する皮膚硬化*1
② 爪郭部毛細血管異常*2
③ 手指尖端の陥凹性瘢痕，あるいは指尖潰瘍*3
④ 両側下肺野の間質性陰影
⑤ 抗 Scl-70（トポイソメラーゼ I）抗体，抗セントロメア抗体，抗 RNA ポリメラーゼⅢ抗体のいずれかが陽性
除外基準
以下の疾患を除外すること
腎性全身性線維症，汎発型限局性強皮症，好酸球性筋膜炎，糖尿病性浮腫性硬化症，硬化性粘液水腫，ポルフィリン症，硬化性萎縮性苔癬，移植片対宿主病，糖尿病性手関節症，Crow-Fukase 症候群，Werner 症候群
診断の判定
大基準，あるいは小基準 ① および ②〜⑤ のうち 1 項目以上を満たせば全身性強皮症と診断する．
注釈
*1 MCP 関節よりも遠位にとどまり，かつ PIP 関節よりも近位に及ぶものに限る．
*2 肉眼的に爪上皮出血点が 2 本以上の指に認められる#，または capillaroscopy あるいは dermoscopy で全身性強皮症に特徴的な所見が認められる##．
*3 手指の循環障害によるもので，外傷などによるものを除く．

#爪上皮出血点(a)は出現・消退を繰り返すため，経過中に 2 本以上の指に認められた場合に陽性と判断する．
##b に示すような，毛細血管の拡張(矢頭)，消失(破線内)，出血(矢印)など．

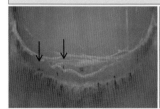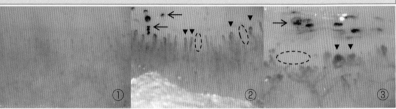

図 3. 全身性強皮症診断基準　　　　　　　　　　　　　　　　　　　a | b
a：爪上皮出血点
b：Capillaroscopy 像(① 健常人，②，③ 全身性強皮症)

まで発症早期から高頻度に認められる．

2．自己抗体の種類に基づく病型分類

SSc に特異性が高い自己抗体のうち，抗トポイソメラーゼ I（Scl-70）抗体，抗セントロメア抗体，抗 RNA ポリメラーゼⅢ抗体の 3 つは保険診療で測定が可能である．以下，それぞれの自己抗体を有する SSc の特徴について解説する．

a）抗トポイソメラーゼ I 抗体

本邦では SSc の約 30〜40％ に検出される．同抗体陽性 SSc 患者の臨床的特徴としては，① 躯幹にまで及ぶ広範囲な皮膚硬化，② 指尖部虫喰状瘢痕などの末梢循環障害の存在，③ 間質性肺疾患の存在が挙げられる．

b）抗セントロメア抗体

本邦では SSc の約 30〜40％ に検出される．同抗体陽性 SSc 患者の臨床的特徴としては，① 皮膚硬化は範囲が狭く，四肢末端に限局する，② 間質性肺疾患，強皮症腎クリーゼなどの重篤な内臓病変は稀である，③ 毛細血管拡張，石灰沈着をきたしやすい，④ 頻度は低いが発症後 10 年以上経過してから重篤な PAH を合併し得る，といった点が挙げられる．

c）抗 RNA ポリメラーゼⅢ抗体

本邦では SSc の約 5％ に検出される．同抗体陽性 SSc 患者の臨床的特徴としては，① 皮膚硬化が広範囲に及び，かつ比較的急速に進行性する，② 強い皮膚硬化のため，手指の屈曲拘縮をきたしやすい，③ 間質性肺疾患の合併率が低く，かつ軽度である，④ 手指潰瘍や指尖部虫喰状瘢痕が少なく，末梢循環障害は比較的軽症である，⑤ 皮膚硬化は高度であるが，ステロイド内服治療によく反応し，比較的速やかに皮膚硬化が改善する，⑥ 強皮症腎クリーゼの発症頻度が他抗体陽性例に比べて高い，⑦ 悪性腫瘍の合併率が高い，⑧ 豊胸術と

表 1. 2013 ACR/EULAR 分類基準

Item	Sub-item(s)	Weight/score
Skin thickening of the fingers of both hands extending proximal to the MCP joints (*sufficient criterion*)		9
Skin thickening of the fingers (*only count the higher score*)	Puffy fingers	2
	Sclerodactyly of the fingers (distal to the MCP joints but proximal to the PIP joints)	4
Fingertip lesions (*only count the higher score*)	Digital tip ulcers	2
	Fingertip pitting scars	3
Telangiectasia		2
Abnormal nailfold capillaries		2
Pulmonary arterial hypertension and/or interstitial lung disease (*maximum score is 2*)	Pulmonary arterial hypertension	2
	Interstitial lung disease	2
Raynaud's phenomenon		3
SSc-related autoantibodies (*maximum score is 3*)	Anticentromere	3
	Anti-topoisomerase I	
	Anti-RNA polymerase III	

*These criteria are applicable to any patient considered for inclusion in an SSc study. The criteria not applicable to patients with skin thickening sparing the fingers or to patients who have a scleroderma-like disorder that better explains their manifestations (e.g., nephrogenic sclerosing fibrosis, generalized morphea, eosinophilic fasciitis, scleroderma diabeticorum, scleromyxedema, erythromyalgia, porphyria, lichen sclerosis, graft-versus-host disease, diabetic cheiroarthropathy).

**The total score is determined by adding the maximum weight (score) in each category. Patients with a total score of ≥9 are classified as having definite SSc.

(文献 8 より抜粋，一部改変)

の関連が示唆されている，といった点が挙げられる[4]~[6]．⑦については，その頻度は本症の全経過中で約30%，そのうち半分（つまり約15%）は本症の診断時にみつかると報告されている[5]．

SSc の診断

現在，SSc には分類基準，診断基準，早期診断基準案の異なる3つの基準・基準案があるが，実臨床でSScを診断する際にはそれぞれの特徴を理解したうえで上手に活用することが重要である．

1．診断基準・分類基準・早期診断基準案の違い

本邦におけるSScの診断基準[7]（図3）は，医療費公費負担の対象となる定型例を抽出することを目的に作成されている．したがって，早期例や非定型例の診断には無力である．早期例や非定型例が疑われる場合は，2013 ACR/EULAR 分類基準[8]（表1）を参考にするとよい．分類基準は「臨床試験において定型例を抽出すること」を目的に作成されており，本来診断基準として用いるべきものではないが，本分類基準は「定型例のみでなく早期例やSSc sine scleroderma を含めた多様な患者

群」を対象とした検討でも感度・特異度がともに90%以上であることが複数の研究で示されており，実臨床では診断基準とほぼ同等に用いられている[9]．事実，線維化・血管障害・免疫異常といった全身性強皮症の主要3病態に対する評価がバランスよく網羅されており，本症の病像をイメージするうえでも大変参考になる．一方，この分類基準に先行してEULARから「Preliminary criteria for the very early diagnosis of systemic sclerosis」[10]が2011年に発表されたが，この基準を本邦の医療制度に合うように改変したものが2013年に発表された早期診断基準案[11]（図4）である．手指硬化がない早期例を対象としているため，血管障害と免疫異常の2病態を評価する基準となっている．早期診断基準案の感度・特異度はそれぞれ80%強だが，本案は早期例を漏れなく抽出して専門医への紹介を促すことを目的として作成されており，多少他疾患が含まれても許容することを前提としている．実臨床で使用しやすいようにフローチャート版（図5）も作成されている．

大項目
1．Raynaud 現象
2．ELISA 法で抗 Scl-70（トポイソメラーゼ I）抗体，抗セントロメア抗体，
　　抗 RNA ポリメラーゼ III 抗体のいずれかが陽性

小項目
a．蛍光抗体間接法で抗核抗体陽性
b．手指の腫脹
c．爪上皮出血点が 2 本以上の指に認められる*
　　（capillaroscopy で全身性強皮症に特徴的な所見が認められる**）

判断の基準
皮膚硬化を認めず，かつ以下の基準を満たす場合に全身性強皮症早期例と判断する
大項目をいずれも満たすもの
大項目の 1 のみを満たす場合は，小項目のいずれか 2 項目を満たすもの
大項目の 2 のみを満たす場合は，小項目の b あるいは c のいずれかを満たすもの
小項目を全て満たすもの

*爪上皮出血点(a)は出現・消退を繰り返すため，経過中に 2 本以上の指に認められた場合に陽性と判断する
**b に示すような，毛細血管の拡張(矢頭)，消失(破線内)，出血(矢印)など

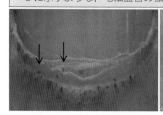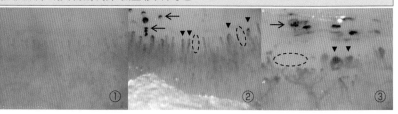

図 4. 全身性強皮症　早期診断基準案　　　　　　　　a | b
　　　a ：爪上皮出血点
　　　b ：Capillaroscopy 像(① 健常人．②，③ 全身性強皮症)

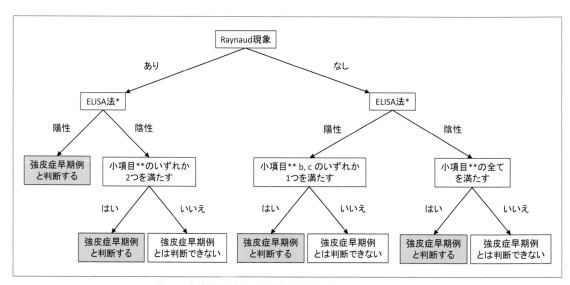

図 5. 全身性強皮症　早期診断基準案　フローチャート

*ELISA 法で抗 Scl-70(トポイソメラーゼ I)抗体，抗セントロメア抗体，抗 RNA ポリメラーゼ III 抗体のい
　ずれかが陽性の場合を「陽性」，全て陰性の場合を「陰性」と判定する．
**小項目は以下の a，b，c の 3 項目である．
　a．蛍光抗体間接法で抗核抗体陽性
　b．手指の腫脹
　c．爪上皮出血点が 2 本以上の指に認められる(capillaroscopy で全身性強皮症に特徴的な所見が認められる)

2．実臨床における SSc の診断

実臨床において SSc を診断する際には「診断確実例を抽出するための基準」と「早期例を診断するための基準」を症例によって使い分けるとよい．現時点では，前者としては「2013 ACR/EULAR 分類基準」が最も優れており，後者としては「早期診断基準案」が使用しやすい．なお，これらの基準を満たしてしまう SSc 類縁疾患があるので，それらの疾患を除外することを忘れてはならない．「2013 ACR/EULAR 分類基準」および「診断基準」に除外すべき疾患が記載されている．本邦における臨床経験を勘案したうえで作成されている点で，「診断基準」に記載されている除外すべき疾患を参考にするとよい．腎性全身性線維症，汎発型限局性強皮症，好酸球性筋膜炎，糖尿病性浮腫性硬化症，硬化性粘液水腫，ポルフィリン症，硬化性萎縮性苔癬，移植片対宿主病，糖尿病性手関節症，Crow-Fukase 症候群，Werner 症候群の 11 疾患である．

実臨床ではこれら 3 つの基準・基準案を参考に診断するとよいが，診断が難しい症例ではこれらに含まれない種々の症状の観察，可能であれば特殊な自己抗体の検出，前腕伸側の皮膚生検などによって積極的に診断を進める必要がある．なお，近年早期診断において nailfold videocapillaroscopy の重要性が示されている．SSc に特徴的な爪郭部毛細血管異常の有無を判断するうえでの簡易基準なども提案されており，参考にするとよい[12]．

3．SSc の早期診断に重要な皮膚所見

以下，SSc の早期診断に重要な皮膚所見について解説する．

a）Raynaud 現象

SSc では Raynaud 現象の出現率が高く（80％以上），初発症状として最も多いため，その有無を的確に見極めることが早期例や軽症例を抽出する際に重要となる．そのためには，まず「冷たいものに触れたときに急に指が白くなったり，紫色になったりしますか」と問診する．この説明で症状がすぐに理解でき，「はい」と即答できる場合は Ray-naud 現象の存在を強く疑う．Raynaud 現象は健常人には理解しにくい症状であり，患者が少し考えているようなときは Raynaud 現象はない場合が多い．次に「色調の変化」と「片側性か両側性か」について問診する．「両側性三相性（白→紫→赤）」が最も典型であるが，「両側性二相性（白→赤あるいは紫→赤）」や「両側性あるいは二相性」の場合もある．SSc では非典型的な Raynaud 現象を呈する例や Raynaud 現象を欠く例，皮膚硬化が Ray-naud 現象に先行して出現する例もあるので，Raynaud 現象がないからといって SSc の診断を否定できない点に留意する．また，Raynaud 現象の客観的な皮膚所見として，手のびまん性潮紅がある．したがって，問診から Raynaud 現象を疑い，手のびまん性潮紅が観察できれば，Raynaud 現象があると考えて間違いはない．

b）爪上皮出血点（nail fold bleeding：NFB）

Raynaud 現象は一般人口の 2～3％にみられる．したがって，Raynaud 現象が確認できたら，次にそれが原発性（Raynaud 病）かあるいは膠原病に伴う二次性のものなのかを鑑別する．そこで有用なのが NFB である．NFB は爪上皮内に点状ないし線状の黒色点として認められる微小な出血斑である．NFB は爪上皮の延長を伴うことが多く，またそのすぐ近位側の後爪郭部にループ状の毛細血管拡張を伴うことが多い．NFB は SSc，混合性結合組織病，および SSc に特異的な自己抗体陽性の二次性 Raynaud 現象（SSc の早期例ないし軽症例）ではほぼ同頻度（60～70％）で検出される．一方，Raynaud 病では 10％程度にしか検出されない．特に 2 本以上の指に NFB が認められた場合の SSc および二次性 Raynaud 現象に対する感度と特異度はそれぞれ 60％，99％である[13]．

c）手指の浮腫性硬化

SSc の皮膚硬化は手指に初発し，徐々に近位に向かって拡大する．早期例あるいは軽症例では，手指に限局して「浮腫」あるいは「浮腫性硬化」が出現する．触診では「硬い」というよりは「腫れぼったい，むくんだ」感じになるので注意が必要であ

る．判断に迷う場合は「最近指輪が入りにくくなっていないか」などと問診してみるのと良い．また，多くの患者は手指のこわばり感（特に朝に強い）を訴えるのでこれも参考となる．視診では，中節骨の伸側の細かい皺の消失とPIP関節伸側の太い皺の出現が参考となる．

d）毛細血管拡張

毛細血管拡張はSSc患者の約70%に認められる．形態学的にいくつかの型に分類されるが，SScの早期診断にはRendu-Osler-Weber病型の毛細血管拡張が重要である．この型の毛細血管拡張は抗セントロメア抗体陽性SScの手指，手掌，顔面，口唇，舌に高頻度かつ疾患特異的に認められる．その特徴として① 境界が鮮明，② 大きさは5 mm程度まで，③ 円形から楕円形，④ やや紫がかった紅色調，などが挙げられる．

e）指尖部虫喰状瘢痕

指尖部の小瘢痕で，SScに特徴的な皮膚所見である．dcSScに多く，一般に血管障害の強い症例に出現する．時に皮膚硬化が軽度な軽症のlcSScにも観察されることがあり，その場合は早期診断に役立つ．

SScに伴う皮膚病変の治療

1．皮膚硬化

皮膚硬化に対する治療の第1選択は経口副腎皮質ステロイド薬である．対象となるのは進行している時期のdcSScの皮膚硬化である．特に不可逆的な関節拘縮は機能障害を残し，患者のQOLを著しく低下させるため，早期治療が重要となる．具体的に適応症例を選択する際には，① 皮膚硬化出現6年以内のdcSSc，② 急速な皮膚硬化の進行（数か月から1年以内に皮膚硬化の範囲，程度が進行），③ 触診にて浮腫性硬化が主体，のうち②を含む2項目以上を満たす場合を治療の対象と考える．プレドニゾロン20～30 mg/dayより投与を開始し，初期量を2～4週続けた後，皮膚硬化の改善の程度をモニターしながら2週～数か月ごとに約10%ずつゆっくり減量する．5 mg/day程度を当

面の維持量とする．なお，本邦では欧米に比べて強皮症腎クリーゼの頻度は低いが，ステロイド治療を要する症例の多くは強皮症腎クリーゼの高リスク群（抗RNAポリメラーゼⅢ抗体陽性，皮膚硬化が高度あるいは急速に進行しているdcSSc）であるため，ステロイド投与にあたっては，血圧および腎機能を慎重にモニターする．

SScに伴う臓器線維化の治療目標は，線維化の進行抑制である．そのためには細胞外基質を過剰産生する線維芽細胞の活性化を抑制する必要がある．臓器横断的基本病態において線維芽細胞の活性化は最も下流にあり，線維芽細胞の活性化を阻害するには，線維芽細胞に直接作用する薬剤，血管障害に作用する薬剤，免疫異常・炎症に作用する薬剤といった3系統のアプローチが考えられる．SScに伴う間質性肺疾患に注目してみると，標準治療薬として，シクロホスファミド，ミコフェノール酸モフェチル（本邦では未承認），ニンテダニブ，トシリズマブ（本邦では未承認），リツキシマブが挙げられる．これらの治療のうち，リツキシマブについては皮膚硬化に対して有意な改善効果が示されており[14]，トシリズマブについては改善傾向がみられることが示されている[15]．

2．血管病変に対する治療

SScの基本病態に基づいて考えると，本症の末梢循環障害に対しては3つの観点から治療戦略を考える必要がある．つまり，動脈の攣縮，血管内皮細胞の機能障害，血管の構造異常の3つである．手指や足趾のRaynaud現象に代表される動脈の攣縮に対しては，カルシウム拮抗薬が第1選択となる[16]．血管内皮細胞の機能障害としては，血栓形成抑制能と凝固抑制能の低下，一酸化窒素のbioavailabilityの低下などが挙げられる．抗血小板薬，抗凝固薬，ホスホジエステラーゼ5阻害薬（SScに対して保険適用なし），可溶性グアニル酸シクラーゼ刺激薬（SScに対して保険適用なし）などがこれらの異常を是正できる可能性がある．血管の構造異常については，エンドセリン受容体拮抗薬であるボセンタンに血管の構造異常を是正す

る作用がある可能性を示唆するデータが多数報告
されており[17]，SSc に伴う手指潰瘍の発症抑制を
効能・効果として保険適用になっている[18]．これ
らの 3 系統の薬剤の作用の違いを理解したうえ
で，個々の症例に応じて適切な組み合わせで使用
することが望ましい．なお，SSc に伴う Raynaud
現象と手指潰瘍に対してボツリヌス毒素の有用性
が示唆されており，新規治療として期待されてい
る[19]．

　SSc-PAH では労作時呼吸困難などの自覚症状
が出現してから多剤併用療法を導入しても生命予
後は改善しないことが知られている．SSc と診断
したら早期から PAH スクリーニング検査（心エ
コー，呼吸機能，NT-proBNP あるいは BNP）を
年 1 回行い，PAH が疑われる場合は右心カテーテ
ル検査を行う．平均肺動脈圧の上昇がみられる場
合は早期治療介入することが肝要である．強皮症
腎クリーゼについては ACE 阻害薬が特効薬であ
ることが知られているが，一方で ACE 阻害薬が
腎クリーゼの発症リスク因子であることが近年報
告されており，腎クリーゼの病態解明の手掛かり
として注目されている[20,21]．

おわりに

　SSc の多彩な病態の捉え方，診断のコツ，病型
分類，病態理解に基づく治療薬の意義について概
説した．SSc においても抗体医薬や低分子化合物
による分子標的療法を軸に多くの臨床試験が進め
られており，今後さらに病態理解と治療開発が並
行して進んでいくことが期待される．

文　献

1) Asano Y, Sato S：Vasculopathy in scleroderma. *Semin Immunopathol*, **37**：489-500, 2015.
2) Asano Y：The Pathogenesis of Systemic Sclerosis：An Understanding Based on a Common Pathologic Cascade across Multiple Organs and Additional Organ-Specific Pathologies. *J Clin Med*, **9**(9)：2687, 2020.
3) LeRoy EC, Black C, Fleischmajer R, et al：Scleroderma(systemic sclerosis)：classification, subsets and pathogenesis. *J Rheumatol*, **15**：202-205, 1988.
4) Hamaguchi Y：Autoantibody profiles in systemic sclerosis：predictive value for clinical evaluation and prognosis. *J Dermatol*, **37**：42-53, 2010.
5) Saigusa R, Asano Y, Nakamura K, et al：Association of anti-RNA polymerase Ⅲ antibody and malignancy in Japanese patients with systemic sclerosis. *J Dermatol*, **42**：524-527, 2015.
6) Saigusa R, Asano Y, Nakamura K, et al：Association of anti-RNA polymerase Ⅲ antibody and silicone breast implants in patients with systemic sclerosis. *J Dermatol*, **43**：808-810, 2016.
7) 浅野善英，神人正寿，川口鎮司ほか：全身性強皮症 診断基準・重症度分類・診療ガイドライン．日皮会誌，**126**：1831-1896, 2016.
8) van den Hoogen F, Khanna D, Fransen J, et al：2013 classification criteria for systemic sclerosis：an American college of rheumatology/European league against rheumatism collaborative initiative. *Ann Rheum Dis*, **72**：1747-1755, 2013.
9) Alhajeri H, Hudson M, Fritzler M, et al：2013 American College of Rheumatology/European League against rheumatism classification criteria for systemic sclerosis outperform the 1980 criteria：data from the Canadian Scleroderma Research Group. *Arthritis Care Res*(*Hoboken*), **67**：582-587, 2015.
10) Avouac J, Fransen J, Walker UA, et al：Preliminary criteria for the very early diagnosis of systemic sclerosis：results of a Delphi Consensus Study from EULAR Scleroderma Trials and Research Group. *Ann Rheum Dis*, **70**：476-481, 2011.
11) 浅野善英：強皮症の早期診断．リウマチ科，**54**：656-661, 2015.
12) 浅野善英：爪郭毛細血管評価法の理論と実際．リウマチ科，**63**：243-250, 2020.
13) Sato S, Takehara K, Soma Y, et al：Diagnostic significance of nailfold bleeding in scleroderma spectrum disorders. *J Am Acad Dermatol*, **28**：198-203, 1993.
14) Ebata S, Yoshizaki A, Oba K, et al：Safety and efficacy of rituximab in systemic sclerosis (DESIRES)：a double-blind, investigatorinitiat-

ed, randomised, placebo-controlled trial. Lancet Rheumatol, **3**：E489-497, 2021.

15) Khanna D, Lin CJF, Furst DE, et al：Tocilizumab in systemic sclerosis：a randomised, double-blind, placebo-controlled, phase 3 trial. *Lancet Respir Med*, **8**：963-974, 2020.

16) Tingey T, Shu J, Smuczek J, et al：Meta-analysis of healing and prevention of digital ulcers in systemic sclerosis. *Arthritis Care Res(Hoboken)*, **65**：1460-1471, 2013.

17) Guiducci S, Bellando Randone S, Bruni C, et al：Bosentan fosters microvascular de-remodelling in systemic sclerosis. *Clin Rheumatol*, **31**：1723-1725, 2012.

18) Matucci-Cerinic M, Denton CP, Furst DE, et al：Bosentan treatment of digital ulcers related to systemic sclerosis：results from the RAPIDS-2 randomised, double-blind, placebo-controlled trial. *Ann Rheum Dis*, **70**：32-38, 2011.

19) Motegi SI, Uehara A, Yamada K, et al：Efficacy of Botulinum Toxin B Injection for Raynaud's Phenomenon and Digital Ulcers in Patients with Systemic Sclerosis. *Acta Derm Venereol*, **97**：843-850, 2017.

20) Bütikofer L, Varisco PA, Distler O, et al：ACE inhibitors in SSc patients display a risk factor for scleroderma renal crisis-a EUSTAR analysis. *Arthritis Res Ther*, **22**：59, 2020.

21) Gordon SM, Hughes JB, Nee R, et al：Systemic sclerosis medications and risk of scleroderma renal crisis. *BMC Nephrol*, **20**：279, 2019.

MB Derma, 326：11-17, 2022.

◆特集／これ1冊！皮膚科領域における膠原病診療の極意

全身性強皮症に対するリツキシマブの適応と治療法の極意

吉崎　歩*

Key words：全身性強皮症(systemic sclerosis)，リツキシマブ(rituximab)，DESIRES 試験(DESIRES trial)，B 細胞(B cell)，医師主導治験(investigator-initiated clinical trial)

Abstract　全身性強皮症(systemic sclerosis：SSc)は線維化，血管障害，自己免疫異常の3つを主要な病態とする予後不良な疾患である．SSc の発症機序は未だ未解明な部分が多いが，国内外における多くの研究から，免疫系を構築するリンパ球の1つである B 細胞の異常が，病態に重要な役割を果たしていることが示されている．我々が実施した「全身性強皮症に対する IDEC-C2B8(リツキシマブ)の医師主導による第Ⅱ相二重検並行群間比較多施設共同試験(Double-blind, parallel-group comparison, investigators initiated clinical trial of IDEC-C2B8(rituximab) in patients with systemic sclerosis：DESIRES 試験)」は，SSc に対する B 細胞除去療法の有効性を証明し，2021 年 9 月 27 日にリツキシマブは全身性強皮症に対する治療薬としての薬事承認を取得した.

はじめに

全身性強皮症(systemic sclerosis：SSc)は皮膚をはじめ，肺，腎臓，消化管，心臓など，全身の内臓諸臓器に障害をきたす疾患であり，膠原線維の増生(皮膚硬化，間質性肺炎)，血管病変(レイノー症状，指尖部虫喰状瘢痕・潰瘍，肺高血圧症，強皮症腎クリーゼ)，自己免疫異常(自己抗体，サイトカイン産生)の3つを主要な病態とする予後不良な特定疾患である[1][2]．特に自己免疫異常は血清中の自己抗体の出現として，線維化や血管障害などの症状が出現するよりも早く捉えられる[2][3]．また，患者に出現する自己抗体の種類は，個々人の病型や予後を良く反映する．これらのことから，SSc における自己抗体の直接的な病原性については不明確なものの，自己免疫異常が病態形成に密接に関与することが強く示唆されている．実際，免疫の活動性を低下させるステロイドや免疫抑制薬は，SSc の症状をある程度抑えることが可能であり，これまで治療薬として用いられてきた．しかしながら，これらの薬剤は重症な患者には無効な場合が多く，また，たとえ一定の効果を示していたとしても免疫抑制に伴う易感染性などを伴うため，患者の生活の質は著しく低下してしまう．このため，病態の根本に近い治療法が必要とされていた．

B 細胞異常が SSc の病態に果たす役割

古くから，抗体を産生するリンパ球として知られる B 細胞は，抗体産生以外にも様々な機能を持つことが免疫学の進歩と共に明らかとされている[2][4]~[6]．例えば，B 細胞はマクロファージや樹状細胞のように，抗原提示細胞として機能する．そして B 細胞が発現する様々な細胞表面分子や，産生するサイトカインは，T 細胞やマクロファージといった他の免疫担当細胞の分化や活性化を誘導する．このような働きを介して B 細胞は，免疫系において中心的な役割を果たし，このことは，自己免疫疾患の病態形成に関しても，B 細胞が重要

* Ayumi YOSHIZAKI，〒113-8655 東京都文京区本郷 7-3-1　東京大学大学院医学系研究科・医学部皮膚科学教室，講師

な位置を占めることを示唆している．実際，B 細胞除去療法は，関節リウマチや血管炎など，複数の自己免疫疾患において有効であることが示されており，本邦でも B 細胞除去療法の適応症は広がりつつある．SSc においても，患者の B 細胞では CD19 の発現亢進が認められている[7)8)]．CD19 は immunoglobulin スーパーファミリーに属する分子であり，B 細胞に特異的に発現する．細胞内ドメインに有するチロシン残基を介して，CD19 はその下流に位置するチロシンキナーゼなどを活性化する重要なシグナル伝達分子であり，B 細胞の活性化において中心的な役割を果たすことが明らかにされている．さらに最近の我々の研究では，SSc 患者由来の自己反応性 B 細胞が，自身が発現する B 細胞受容体の，自己抗原に対する親和性に応じて，機能を変化させていることを示唆している[6)9)]．つまり，自己反応性 B 細胞は，自己抗原に対する B 細胞受容体の結合力が弱いうちは inter-leukin(IL)-10 や IL-35 といった炎症抑制性のサイトカインを産生し，たとえ自己抗原に対する免疫反応が起きたとしても，過剰な炎症反応とならないように機能していることが想定される．その一方で，自己抗原に対する親和性が亢進した自己反応性 B 細胞は病原性の自己反応性 B 細胞となり，IL-6 や IL-23 といった炎症性サイトカインを産生し，Th17 細胞の増加や線維芽細胞の活性化を介して線維化を誘導する．このように B 細胞は SSc の病態形成において重要であると考えられている．

SSc に対するリツキシマブ医師主導治験

2011 年より，我々は SSc に対するリツキシマブの自主臨床研究を開始した[10)]．リツキシマブを投与された9名の患者において24か月間の皮膚硬化の指標である modified Rodnan total skin thick-ness score(mRSS)を評価したところ，ベースラインと比較して24か月後の時点で7.7点の改善を認めた．さらにベースラインにおいて69%であった間質性肺炎の指標である％努力性肺活量

(forced vital capacity：FVC)の改善率は，24か月後に 20.6%であり，当院におけるシクロホスファミドで加療された30名と比較しても，リツキシマブは間質性肺炎に対する有意な有効性を示していた．この研究と過去に行われた複数の研究を鑑みて，検証に足る仮説の構築が可能と判断し，我々は AMED による難治性実用化事業の支援を受け，2017 年から医師主導治験として「全身性強皮症に対する IDEC-C2B8(リツキシマブ)の医師主導による第Ⅱ相二重盲検並行群間比較試験」を実施した(図 1)[11)]．本治験は英語名("D"oubl"e"-blind, parallel-group compari"s"on, "i"nvestiga-tors initiated clinical trial of IDEC-C2B8 ("r"ituximab)in pati"e"nts with "s"ystemic sclerosis)のアルファベットを組み合わせて DESIRES と略称をつけた．これには未だ十分な治療法がなく，今や膠原病の中で最も予後の悪い疾患の1つである SSc に新たな治療法を見いだしたいという患者と我々医療者の切なる望みを込めている．

1．リツキシマブの作用機序

リツキシマブは CD20 に対するモノクローナル抗体で，IgG1 型マウス抗体の定常領域をヒト IgG1k で置換したキメラ抗体である．CD20 は分子量約 33〜37 kDa の4回膜貫通型蛋白質で，MS4A 遺伝子ファミリーに属する．CD20 は B 細胞に特異的に発現しており，PreB 細胞の前期と形質細胞を除く，未成熟 B 細胞，成熟 B 細胞といった B 細胞の成熟段階の多くの時期に発現がみられる(図 2)．B 細胞の活性化の過程において，CD20 は細胞内へのカルシウムイオンの流入を調整し，細胞周期の進行を制御すると考えられている．リツキシマブは抗体依存性細胞介在性細胞障害作用(antibody-dependent cell-mediated cytotoxic-ity：ADCC)と補体依存性細胞障害作用(comple-ment-mediated cytotoxicity：CDC)を介して B 細胞を除去する．さらにリツキシマブは CD20 のカルシウムイオン調節能に影響を与え，B 細胞のシグナル伝達や細胞周期を障害することで，抗体自

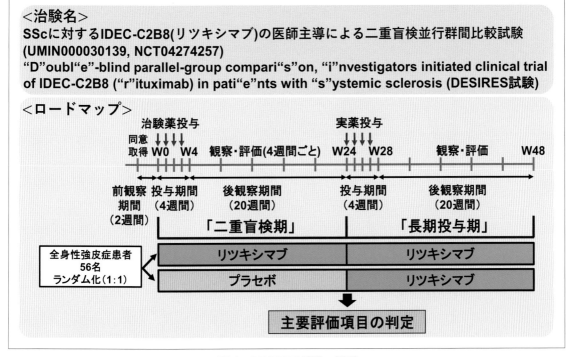

図 1. DESIRES 試験の概要
本治験では 24 週間の二重盲検期と，全例にリツキシマブを投与する 24 週間の長期投与
期から構成された．合計 56 名の SSc 患者が 1：1 の比率でリツキシマブ群とプラセボ群
に割り付けられた．主要評価項目として治験薬投与開始 24 週間後の mRSS を設定した．

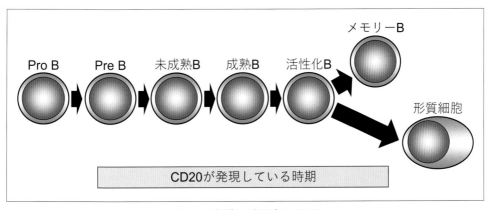

図 2. B 細胞に発現する CD20
CD20 は B 細胞に特異的に発現する細胞膜表面分子である．B 細胞の成熟段階
の早期から発現を認めるが，形質細胞へと分化するとその発現は失われる．

体が直接アポトーシスを誘導する働きを持つこと
が示されている．このようにリツキシマブは多様
な働きを介して，B 細胞の除去を誘導する．

2．DESIRES 試験の患者背景

本治験には 56 名の全身性強皮症患者が組み入
れられ，1 対 1 にリツキシマブ群とプラセボ群に
割り付けられた．全被験者は米国/欧州リウマチ
学会による 2013 年分類基準を満たしており[12]，

mRSS が 10 点以上で，20〜79 歳の患者を対象と
した．併用薬の影響を除外するため，プレドニゾ
ロン換算で 10 mg/day 以上のステロイド投与を
受けている患者や，免疫抑制剤，抗線維化薬など
を使用している患者は対象から外した．また，肺
高血圧症や腎クリーゼなどの重篤な合併症を併発
する患者や，%FVC が 60%を下回る患者なども，
安全性の観点から除外した．

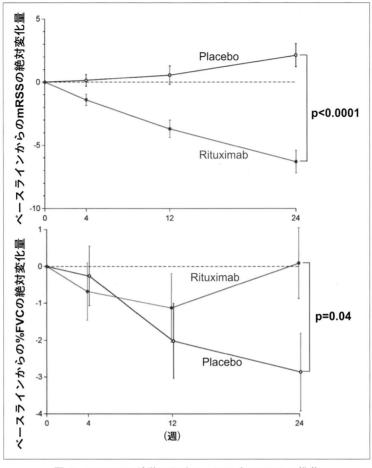

図 3. DESIRES 試験における mRSS と %FVC の推移
ベースラインから治験開始 24 週後にかけての mRSS と %FVC の推移
を示した．mRSS はプラセボ群では一貫して悪化し，リツキシマブ群
では改善を認めた．%FVC はプラセボ群では一貫して悪化したが，リ
ツキシマブ群では投与後 3 か月目までは悪化を認め，その後 6 か月目
にかけて改善し，最終的にはベースラインを上回った．

ベースラインにおける mRSS はリツキシマブ群
で 14.4±3.7 点，プラセボ群で 15.7±5.5 点，間
質性肺炎合併患者における %FVC はリツキシマ
ブ群で 87.9±15.8%，プラセボ群で 89.4±17.9%
であった．

3．皮膚硬化に対するリツキシマブの効果

主要評価項目である試験薬投与 24 週間後の
mRSS 変化量はリツキシマブ群で 6.30 点の改善，
プラセボ群で 2.14 点の増悪であり，リツキシマブ
群でプラセボ群よりも有意な皮膚硬化の改善が認
められた（図 3：p<0.0001）．罹病期間，間質性肺
炎の有無，ベースラインの mRSS，性別，年齢，
病型，前治療の有無，血清 CRP 値のそれぞれにつ
いてサブグループ解析を行ったが，いずれの場合

にもリツキシマブ群の有効性が示唆されており，
幅広い患者に対して効果が期待される結果であっ
た．

4．間質性肺炎に対するリツキシマブの効果

間質性肺炎を合併していた 48 名（リツキシマブ
群 25 名，プラセボ群 23 名）の患者を対象に評価を
行った．%FVC は，治験薬初回投与から 24 週間
後の時点でリツキシマブ群では 0.09% 改善し，一
方でプラセボ群では 2.87% の悪化が認められた
（図 3：p＝0.04）．本治験で組み入れられた患者の
間質性肺炎は比較的軽症で，組み入れ集団のベー
スライン %FVC の平均は 80% を超えていたが，
80% 未満である患者のみを対象としたサブ解析で
も，同じくリツキシマブ群ではプラセボ群より

も%FVC が改善する傾向にあった．%DLco については，プラセボ群では 3.56%増悪したのに対して，リツキシマブ群では 1.32%の増悪に留まった．また，肺野における間質影の割合については，プラセボ群では 2.39%増加したのに対して，リツキシマブ群では 0.32%減少しており，リツキシマブ群での有意な改善を認めた（p＝0.034）．

5．DESIRES 試験におけるリツキシマブの安全性

感染症を含め，リツキシマブ群でプラセボ群よりも有意に増加している有害事象はなかった．また，治験中止に至った重篤な有害事象は，両群とも 1 例ずつ（リツキシマブ群：低アルブミン血症，プラセボ群：肝胆道系酵素上昇）認められた．いずれの群でも治験期間中の死亡例は発生しなかった．

SSc におけるリツキシマブの効果予測因子

リツキシマブは B 細胞を全般的に除去してしまうため，生体に対する負荷は大きい．このため，リツキシマブの投与を行うべきか否かの判断は慎重になされる必要がある．しかし，どのような患者にリツキシマブを投与するかについての明確な指標は，まだ定まっていない．我々は DESIRES 試験で得られたデータを，機械学習的手法を用いた Causal Tree によって分析し[13)14)]，ベースラインにおけるリツキシマブの有効性予測因子の探索を行った[15)]．その結果，末梢血中 CD19 陽性細胞数（57 個/μL 以上 or 未満），ベースラインの mRSS（17 点以上 or 未満），血清 SP-D 値（151 ng/mL 以上 or 未満）の 3 指標が選び出された．最もリツキシマブの有効性が顕著に認められた集団は，CD19 陽性細胞数が 57 個/μL 以上かつ mRSS が 17 点以上の患者群であった．CD19 陽性細胞数が 57 個/μL 以上で mRSS が 17 点未満の場合，血清 SP-D 値が 151 ng/mL 以上の患者においてリツキシマブの有効性は比較的強く認められた．mRSS はもとより，血清 SP-D 値は線維化病変の活動性と相関することが示されており，疾患活動性が高い患者において，リツキシマブの有効性は強く認めら

れると考えられる．一方で，CD19 陽性細胞数が 57 個/μL を下回る患者群では，リツキシマブ群とプラセボ群の間で mRSS の推移に有意差を認めなかった．B 細胞はリツキシマブの直接的な治療ターゲットであるため，CD19 陽性細胞数が著しく低下している患者において，リツキシマブの有効性が認められないのは妥当と考えられる．関節リウマチにおいても，ベースラインの末梢血中 B 細胞数が少ない患者ではリツキシマブの治療効果は乏しいことが報告されている[16)]．このように，ベースラインの末梢血中 B 細胞数が少ない SSc 患者は，リツキシマブの治療対象として適さない可能性がある．

リツキシマブを SSc 患者に使用する際の注意点

前述の通り，リツキシマブは B 細胞を全般的に除去し，再び B 細胞が末梢血中に回復するまでにも半年以上が必要となるため，その適応は慎重に判断される必要がある．リツキシマブの製造販売元より「全身性強皮症適正使用ガイド」が作成され，インターネット上にも公開されているため，使用の際には参照されたい[17)]．特に SSc 患者にリツキシマブを用いる際の重要なポイントとして，重度の間質性肺炎を有する SSc 患者では，リツキシマブの投与が禁忌となっている点が挙げられる．過去の自主臨床試験で，重度の間質性肺炎を合併する患者においてリツキシマブ投与後に薬剤との関連性が否定できない死亡例を認めた[18)]．これを踏まえ，後に行われた DESIRES 試験では，%FVC が 60%未満もしくは%DLco が 40%未満の患者は，エントリー対象から除外された．間質性肺炎を有する SSc 患者へリツキシマブの投与を検討する際には，膠原病科，呼吸器内科，感染症内科などと密に連携し，間質性肺炎の増悪に備えておく必要がある．

さらに，近年，猛威を振るう COVID-19 であるが，これまでの観察研究によってリツキシマブは COVID-19 の予後を悪化させることが示唆されている[19)]．同時に，リツキシマブは，COVID-19 ワ

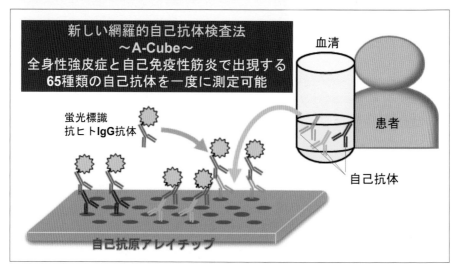

図 4. 新たな網羅的自己抗体検査法

SSc では様々な自己抗体が検出されるが，現在の保険適用検査として測定可能なものは少ない．A-Cube は，SSc と自己免疫性筋炎の自己抗体を網羅的に測定出来る保険適用外の検査であり，日本全国で利用可能となっている．(http://www.fushimi.co.jp/center/index.html)．

クチンの効果を低下させる可能性が指摘されている[20]．このことから，COVID-19 ワクチンの接種はリツキシマブの初回投与前にを済ませておくことが望ましい[21]．一方，すでにリツキシマブを投与された患者が，ブースター接種を含めたワクチン接種をいつ行うべきかについての統一された見解は未だない．本稿執筆時点では，アメリカリウマチ学会より COVID-19 ワクチンのブースター接種は，次回のリツキシマブ投与予定日の2〜4週間前に行う，とのエキスパートオピニオンが示されている[22]．COVID-19 については，頻繁に新しいウイルス株も出現しており，株ごとに感染力や症状を含めた特徴が異なるため，今後も新しい情報の収集に努める必要がある．

おわりに

SSc に対する新たな治療薬としてリツキシマブが加わったことにより，SSc の治療戦略は今後大きく変化すると考えられる．しかしながら前述の通り，リツキシマブは重度の間質性肺炎を有するSSc 患者に対しては禁忌となっている．このことは，間質性肺炎が重度となる前に SSc を診断し，治療介入を開始する必要性が従来よりも高まったことを意味している．SSc で出現する自己抗体は多種存在するが，現在，保険適用検査として測定可能な自己抗体は数が限られている．そこで我々は国立研究開発法人産業技術総合研究所発ベンチャー・プロテオブリッジ社とともに，SSc の診断精度を向上させる，独自の検査法を開発している．A-Cube と名付けられたこの検査は，文献上ある程度のエビデンスを持つ，SSc で認められる自己抗体を一度にまとめて測定できるものであり，2021 年 12 月より伏見製薬所から保険適用外検査として受注が開始されている（図4）．A-Cube で測定可能な自己抗体には，しばしば SSc と鑑別が困難で自己免疫性筋炎の診断に有用な抗体も網羅的に含まれている．そして，本検査は従来の免疫ブロット法よりも高い網羅性と精度を兼ね備えたものであり（論文投稿中），SSc や自己免疫性筋炎の診療に役立つことが期待される．現在，一部を保険適用とすべく，準備中である．我々はこのような取り組みを通じて，SSc 診療のさらなる発展を目指している．

参考文献

1) LeRoy EC, Black C, Fleischmajer R, et al：Scleroderma（systemic sclerosis）：classification, subsets and pathogenesis. *J Rheumatol*, **15**：202-205, 1988.

2) Yoshizaki A, Sato S：Abnormal B lymphocyte activation and function in systemic sclerosis. *Ann Dermatol* 2015：**27**：1-9.

3) Burbelo P, Gordon S, Waldman M, et al：Autoantibodies are present before the clinical diagnosis of systemic sclerosis. *PLoS One*, **14**：e0214202, 2019.

4) Lipsky P：Systemic lupus erythematosus：an autoimmune disease of B cell hyperactivity. *Nat Immunol*, **2**：764-766, 2001.

5) Numajiri H, Kuzumi A, Fukasawa T, et al：B cell depletion inhibits fibrosis via suppression of profibrotic macrophage differentiation in a mouse model of systemic sclerosis. *Arthritis Rheumatol*, **73**：2086-2095, 2021.

6) Fukasawa T, Yoshizaki A, Ebata S, et al：Single-cell level protein analysis revealing the roles of autoantigen-reactive B lymphocytes in autoimmune disease and the murine model. *Elife*, **10**：e67209, 2021.

7) Sato S, Fuhimoto M, Hasegawa M, et al：Altered blood B lymphgocyte homeostasis in systemic sclerosis：expanded naïve B cells and diminished but activated memory B cells. *Arthritis Rheumatol*, **50**：1918-1927, 2004.

8) Fujimoto M, Fujimoto Y, Poe JC, et al：CD19 regulates Src family protein tyrosine kinase activation in B lymphocytes through processive amplification. *Immunity*, **13**：47, 2000.

9) Yoshizaki A, Miyagaki T, DiLillo D, et al：Regulatory B cells control T-cell autoimmunity through IL-21-dependent cognate interactions. *Nature*, **491**：264-268, 2012.

10) Ebata S, Yoshizaki A, Fukasawa T, et al：Rituximab therapy is more effective than cyclophosphamide therapy for Japanese patients with anti-topoisomerase I-positive systemic sclerosis-associated interstitial lung disease. *J Dermatol*, **46**：1006-1013, 2019.

11) Ebata S, Yoshizaki A, Oba K, et al：Safety and efficacy of rituximab in systemic sclerosis (DESIRES)：a double-blind, parallel-group comparison, investigators initiated clinical trial. *Lancet Rheumatol*, **3**：e489-497, 2021.

12) van den Hoogen F, Khanna D, Fransen J, et al：2013 classification criteria for systemic sclerosis：an American college of rheumatology/European league against rheumatism collaborative initiative. *Ann Rheum Dis*, **72**：1747-1755, 2013.

13) Breiman L, Friedman JH, Olshen RA, et al：Classification and regression trees. Boca Raton, FL, USA：Chapman and Hall/CRC, 1984.

14) Athey S, Imbens G, Kong Y：causal Tree：an R package for recursive partitioning causal trees；2016. R package version 4.0.3. https://github.com/susanathey/causalTree.

15) Ebata S, Oba K, Kashiwabara K, et al：Predictors of Rituximab Effect on Modified Rodnan Skin Score in Systemic Sclerosis：a machine learning analysis of the DESIRES trial. *Rheumatology (Oxford)*, 2022, in press.

16) Tony HP, Roll P, Mei HE, et al：Combination of B cell biomarkers as independent predictors of response in patients with rheumatoid arthritis treated with rituximab. *Clin Exp Rheumatol*, **33**：887-894, 2015.

17) 全薬工業株式会社：全身性強皮症適正使用ガイド．https://www.zenyaku.co.jp/iyaku/doctor/rituxan/pdf/RIT_04S_2109.pdf

18) Nakamura K, Yoshizaki A, Takahashi T, et al：The first case report of fatal acute pulmonary dysfunction in a systemic sclerosis patient treated with rituximab. *Scand J Rheumatol*, **45**：249-250, 2016.

19) Andersen KM, Bates BA, Rashidi ES, et al：Long-term use of immunosuppressive medicines and in-hospital COVID-19 outcomes：a retrospective cohort study using data from the National COVID Cohort Collaborative. *Lancet Rheumatol*, **4**：e33-41, 2022.

20) Deepak P, Kim W, Paley MA, et al：Effect of Immunosuppression on the Immunogenicity of mRNA Vaccines to SARS-CoV-2：A Prospective Cohort Study. *Ann Intern Med*, **174**：1572-85, 2021.

21) Liew DFL, Robinson PC：What does endemic COVID-19 mean for the future of rituximab? *Lancet Rheumatol*, **4**：e3-5, 2022.

22) American College of Rheumatology：COVID-19 Vaccine Clinical Guidance Summary for Patients with Rheumatic and Musculoskeletal Diseases. https://www.rheumatology.org/Portals/0/Files/COVID-19-Vaccine-Clinical-Guidance-Rheumatic-Diseases-Summary.pdf

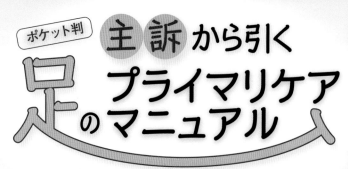

足の総合病院 下北沢病院 がおくる！

ポケット判 主訴から引く 足のプライマリケアのマニュアル

好評

編著 下北沢病院

足の疾患を診るうえで、最初の問診で確認しなければならないこと、行った方がよい検査など随所に「下北沢病院流」がちりばめられている本書。
足に関わる疾患が網羅されており、これから足を診る先生にとっては手放せない1冊に、既に足をご専門にされている先生にとっても、必ず知識が深まる1冊になります。
ぜひご診療の際はポケットに忍ばせてください。

詳しくはこちら

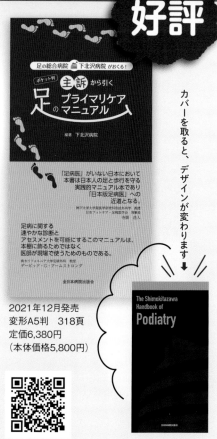

2021年12月発売
変形A5判 318頁
定価6,380円
（本体価格5,800円）

カバーを取ると、デザインが変わります↓

CONTENTS

全日本病院出版会
〒113-0033 東京都文京区本郷 3-16-4 Tel：03-5689-5989
www.zenniti.com Fax：03-5689-8030

MB Derma, 326：19-25, 2022.

◆特集／これ 1 冊！皮膚科領域における膠原病診療の極意

限局性強皮症の診断と治療の極意

大竹里奈*　沖山奈緒子**

Key words：限局性強皮症（localized scleroderma），モルフェア（morphea）

Abstract　限局性強皮症は皮膚および皮下組織に生じる稀な線維性疾患である．斑状もしくは線状強皮症があり，多発する症例も存在する．膠原病である全身性強皮症とは別疾患であり，限局性強皮症では内臓病変は伴わないものの，特に小児患者において病変は脂肪組織，筋，腱，時に骨といった深部に及びやすく，機能障害や美容上の問題に関連する．可動域制限などの機能障害を最小限に抑えるために，炎症期における全身的免疫抑制療法を含めた積極的な治療が不可欠である．本稿では限局性強皮症の診断と治療に関して概説した．

限局性強皮症

限局性強皮症は皮膚および皮下組織に生じる稀な線維性疾患である[1]．モルフェア（morphea）とも呼ばれている．

限局性強皮症の病因に関しては遺伝や免疫，外傷，医原性の可能性が考えられている[2][3]．

1．診断分類

欧州小児リウマチ学会は circumscribed morphea, linear scleroderma, generalized morphea, pansclerotic morphea, mixed morphea の 5 病型に分類している（Padua Consensus classification）[4]．下記に臨床の特徴を記す．

a）Circumscribed morphea（斑状強皮症）

1～数個までの類円形から楕円形の境界明瞭な局面で，初期の皮疹では中央が象牙様の光沢を有し辺縁にはライラック輪と呼ばれる紫紅色斑を伴う（図 1）．一般には線維化が真皮に限局する superficial 型であり，成人に多くみられる．

b）Linear scleroderma（線状強皮症）

小児に生じる限局性強皮症の 40～70％ を占める．陥凹した片側性の線状～帯状の色素沈着・脱失を伴った硬化局面である．通常 Blaschko 線に沿った分布を示すため，体細胞モザイクが一因であると示唆されている．体幹・四肢に発症する型では，病変は深部に及び，脂肪組織，筋，腱，ときに骨に及んで萎縮をきたし，患肢の関節拘縮や成長障害を起こす．特に下肢の病変では何らかの ADL 障害を起こしやすい[5]．また，頭部に発症する型は，前額部～頭頂部にかけて好発し剣創状強皮症と呼ばれる．頭部の病変では非可逆性脱毛を呈する（図 2）．鼻から上口唇まで拡大し，深部まで及ぶ病変では顔面の左右非対称，歯列変形をきたすとされており，動揺歯や上顎骨欠損，歯牙萌出遅延があり得る（図 3）．顔面片側全体に及ぶ場合には，進行性片側性顔面萎縮症と呼ばれる．

c）Generalized morphea（汎発型限局性強皮症）

皮疹が体幹・四肢に広範囲に多発したものである（図 4）．目安として「直径 3 cm 以上の皮疹が 4 つ以上」，「皮疹が 2 つ以上の領域（頭頸部，右上肢，左上肢，右下肢，左下肢，体幹前面，体幹後面）に分布する」と提唱されている．抗ヒストン抗

*　Rina OHTAKE，〒113-8519 東京都文京区湯島1-5-45 東京医科歯科大学病院皮膚科，助教
**　Naoko OKIYAMA，同，教授

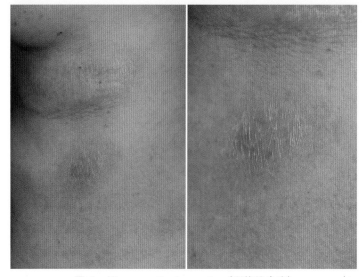

図 1. Circumscribed morphea（斑状強皮症）　　a│b
a：左側胸部と側腹部に楕円形の境界明瞭な局
　面あり．
b：中央象牙様の光沢あり．辺縁には紫紅色斑を
　伴う（ライラック輪）．

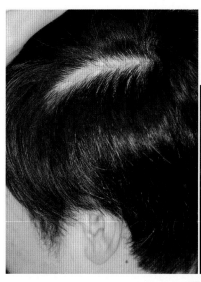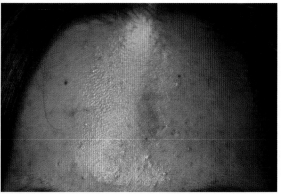

図 2. 剣創状強皮症　　　　　　　　　　　　a│b
a：頭頂部の線状の脱毛斑
b：前額部の線状に陥凹する色素沈着を伴った硬化局面

体が高頻度に検出される[6]．

d）Pansclerotic morphea/pansclerotic morphea of childhood

Generalized morphea のうち，病変が高度にかつ進行性に深部へ拡大する病型で，主に小児に発症する．関節拘縮・変形のほか，皮膚病変は潰瘍・石灰化をきたす．

e）Mixed morphea

上記 4 つの分類のうち 2 つ以上の病型が共存するものを指す．

2．検査値

疾患特異性のある血液検査項目は特定されていないが，抗核抗体の陽性率は 46～80％で，特に抗一本鎖 DNA 抗体は 39～59％[7]，抗ヒストン抗体

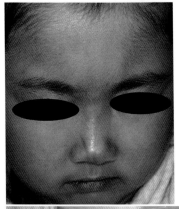
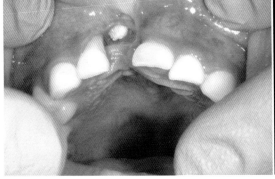
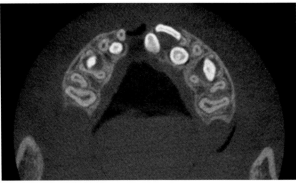

図 3. 顔面の深部まで及ぶ剣創状強皮症
a：鼻背から鼻尖にかけて幅1cm大の線状の皮膚硬化局面あり.
b：右上顎1歯萌出遅延あり.
c：右上顎骨部の一部が欠損している.

は 36〜87%[6]，リウマチ因子は 60%[8]で陽性となる．抗一本鎖 DNA 抗体は多くの症例において疾患活動性および関節拘縮と筋病変の重症度と相関し，治療効果を反映して抗体価が下がるため，臨床上有用な指標となり得る．また，抗ヒストン抗体は皮疹の数や分布範囲と相関する．その他の血液検査異常として，末梢血好酸球増多，ガンマグロブリン高値，可溶性 IL-2 受容体高値，血沈亢進，低補体血症，抗リン脂質抗体陽性などがみられることがある．また，CXCL9 および CXCL10，CCL18 の値は疾患活動性の臨床所見と相関するため，今後疾患活動性を反映するバイオマーカーになり得る可能性がある[9)10]．

造影核磁気共鳴画像検査は，病変の皮膚下床の組織への広がりを評価するのに役立つ．

皮膚生検は，臨床像が類似している多疾患との鑑別に有用である．病理組織では，限局性強皮症の病初期の炎症期において血管周囲性に単核球の浸潤が認められ，膠原線維の膨化・増生といった線維化像が見られる．活動性がなくなった病変では線維化が主体で炎症細胞浸潤は乏しいことが多い．

3．鑑別疾患

鑑別疾患としては線状苔癬，結合織母斑，ケロイド，皮膚リンパ腫，サルコイドーシス，深在性エリテマトーデスなどが挙げられ，鑑別には皮膚生検が有用である．本症との異同が議論されている好酸球性筋膜炎，硬化性萎縮性苔癬，Pasini-Pierini 型進行性特発性皮膚萎縮症は病理組織像でも鑑別が困難な場合がある．

4．併存症

原発性胆汁性肝硬変が併存することがある．共通する HLA 対立遺伝子は，HLA DRB1*04：04，HLA DRB1*08，および*15：01 である．また，限局性強皮症と原発性胆汁性肝硬変が併存する患者において，抗ミトコンドリア抗体と抗核抗体が陽

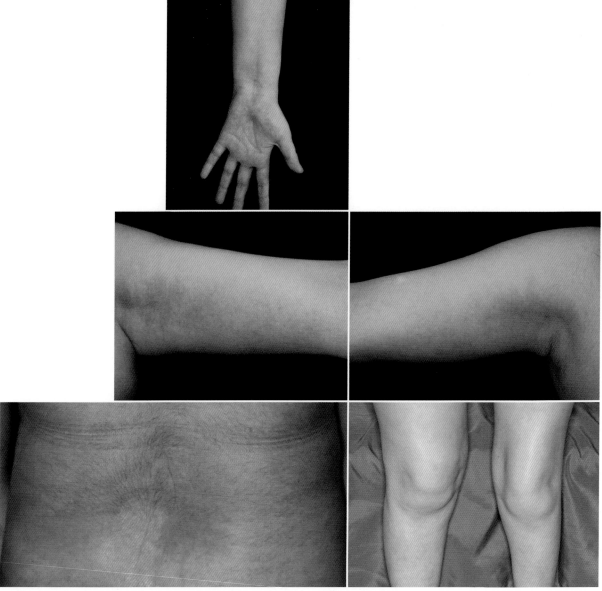

図 4. Generalized morphea（汎発型限局性強皮症）
a：左手関節部に軽度萎縮する境界不明瞭な褐色斑あり.
b：左上腕内側の褐色硬化局面
c：右腋窩の褐色硬化局面
d：左腰部に境界不明瞭な硬化を伴う紅褐色硬化局面あり.
e：下肢の左右差（左下腿皮膚・皮下組織硬化に伴う萎縮）

a	
b	c
d	e

性であったことが報告されている[11].

5．治療のタイミング

　活動性のある皮膚病変では局所療法・全身療法による治療を行い，活動性のない皮膚病変では，機能障害や整容的問題に対して理学療法や外科的治療を行う.

　2012年にChildhood Arthritis and Rheumatology Research Alliance（CARRA）が，疾患活動性評価基準を発表している[12]. 具体的には，「医師が確認した3か月以内の新規病変の出現あるいは既存病変の拡大」，「中等度から高度の紅斑あるいは紫色調変化」，「進行性の深部病変」のどれか1つ，

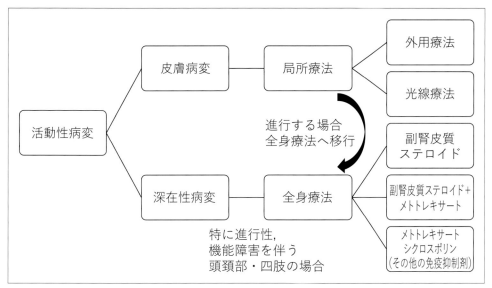

図 5. 活動性病変に関してのフローチャート

もしくは「初診時の申告による 3 か月以内の新規病変の出現あるいは既存病変の拡大」,「皮膚温上昇」,「淡い紅斑」,「病変部辺縁の中等度から高度の浸潤」,「医師が確認した頭髪,眉毛,睫毛の脱毛進行」,「CK の上昇」,「活動性を示唆する病理組織所見」のうちいずれか 2 つ以上を満たす場合には疾患活動性があると判断する.

6. 治療と適応患者像

疾患活動性がある場合には抗炎症療法を行う. Superficial 型の circumscribed morphea では,第 1 選択薬はステロイド外用薬(四肢・体幹には very strong か strongest クラス,顔面では mild クラス)やタクロリムス外用薬である[13]. タクロリムスの外用は,硬化が比較的弱く紅斑を伴う活動性のある病変でよい適応になり,逆に硬化が強い病変では反応は乏しい. 他に光線療法があり narrow band UVB 療法は簡便で導入しやすい[14]. ただし,小児に多い linear scleroderma のような病変が深部に及ぶ場合では,外用や光線療法の効果は限定的であり,その場合はステロイド内服(プレドニゾロン 0.5 mg/kg/日を目安)を行うことが積極的に考慮される[15]. 免疫抑制剤であるメトトレキサート,シクロスポリン,ミコフェノール酸モフェチルを併用してのステロイド投与量の減量や免疫抑制剤単独投与も治療選択肢となる[16)17)](図 5). 一般に限局性強皮症の重症例では,

プレドニゾロンとメトトレキサートの併用内服療法がもっとも奨励されている一方,本邦では,成長障害がない点からもシクロスポリンが単独使用されることが多い[18]. 最近の研究では JAK 阻害剤が線維化促進経路を阻害することから,治療オプションになる可能性が示唆されている[19].

疾患活動性がなくなった後,特に剣創状強皮症などで美容的側面が問題になる症例においては形成外科的介入が治療選択肢となる[20](図 6).

7. 副作用

副腎皮質ステロイドの全身投与では感染症や糖尿病,高血圧,骨粗鬆症などのリスクの他に,小児では成長障害に注意する必要がある.

免疫抑制薬においては,メトトレキサートでは肝機能障害や間質性肺炎,好中球減少などに注意する. また妊婦では禁忌である. シクロスポリンでは高血圧,電解質異常,腎機能障害や多毛,歯肉腫脹が生じる可能性がある. ミコフェノール酸モフェチルでは骨髄抑制,重度の下痢,肝機能障害などに注意する. こちらも妊婦では禁忌である. いずれも感染症のリスクや B 型肝炎の既往がある場合では再活性化にも注意が必要である.

8. 予後・注意点

限局性強皮症は,全身性強皮症とは別疾患であるため基本的には内臓病変は伴わず生命予後は良好である. Circumscribed morphea の病変部の予

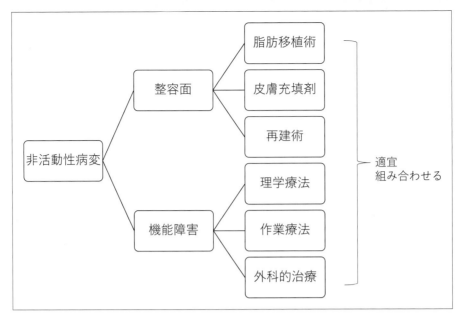

図 6. 非活動性病変に関してのフローチャート

後は比較的良好である一方で linear scleroderma
や pansclerotic morphea/pansclerotic morphea of
childhood など皮膚の下床に病変が及ぶ場合には，
筋・腱・骨が傷害され，関節拘縮や手足の長さの
左右差，歯牙の変形など機能障害や美容上の問題
をもたらす可能性がある．さらに小児発症例では
寛解後 2〜5 年で再燃する症例もあり，特に linear
scleroderma のタイプで再燃が多いとされ注意深
く経過観察する必要がある[21]．

本邦において光線療法と，メトトレキサートを
含む免疫抑制剤は，限局性強皮症に対して保険適
用になっていないことは留意する必要がある．

限局性強皮症は様々な表現型をとるため，とき
に診断が困難であり，治療開始の遅れにつながる
可能性がある．疑った場合は早期に検査を行い治
療へとつなげることが必要である．

文　献

1) Fett N, Werth VP : Update on morphea : part I.
　Epidemiology, clinical presentation, and patho-
　genesis. *J Am Acad Dermatol*, **64** : 217-228, 2011.
2) Grabell D, Hsieh C, Andrew R, et al : The role of
　skin trauma in the distribution of morphea
　lesions : a cross-sectional survey of the Morphea
　in Adults and Children cohort IV. *J Am Acad*
　Dermatol, **71**(3) : 493-498, 2014.
3) Jacobe H, Ahn C, Arnett FC, et al : Major histo-
　compatibility complex class I and class II alleles
　may confer susceptibility to or protection against
　morphea : findings from the Morphea in Adults
　and Children cohort. *Arthritis Rheumatol*, **66**
　(11) : 3170-3177, 2014.
4) Laxer RM, Zulian F : Localized scleroderma.
　Curr Opin Rheumatol, **18**(6) : 606-613, 2006.
5) Okiyama N, Asano Y, Hamaguchi Y, et al :
　Impact of a new simplified disability scoring
　system for adult patients with localized sclero-
　derma. *J Dermatol*, **45**(4) : 431-435, 2018.
6) Sato S, Fujimoto M, Ihn H, et al : Clinical charac-
　teristics associated with antihistone antibodies
　in patients with localized scleroderma. *J Am*
　Acad Dermatol, **31**(4) : 567-571, 1994.
7) Falanga V, Medsger TA Jr, Reichlin M : Antinu-
　clear and anti-single-stranded DNA antibodies
　in morphea and generalized morphea. *Arch Der-*
　matol, **123**(3) : 350-353, 1987.
8) Sato S, Fujimoto M, Ihn H, et al : Antigen speci-
　ficity of antihistone antibodies in localized sclero-
　derma. *Arch Dermatol*, **130**(10) : 1273-1277, 1994.
9) Florez-Pollack S, Kunzler E, Jacobe HT : Mor-
　phea : Current concepts. *Clin Dermatol*, **36**(4) :
　475-486, 2018.
10) Mertens JS, de Jong EMGJ, van den Hoogen
　LL : The identification of CCL18 as biomarker of
　disease activity in localized scleroderma. *J Auto-*

immun, **101** ：86-93, 2019.

11) Bali G, Szilvási A, Inotai D, et al ：Comorbidity of localized scleroderma and primary biliary cholangitis. *J Dtsch Dermatol Ges*, **16**(11) ：1323-1327, 2018.

12) Li SC, Torok KS, Pope E, et al ：Development of consensus treatment plans for juvenile localized scleroderma ：a roadmap toward comparative effectiveness studies injuvenile localized scleroderma. *Arthritis Care Res*(*Hoboken*), **64**(8) ：1175-1185, 2012.

13) Kroft EB, Groeneveld TJ, Seyger MM, et al ：Efficacy of topical tacrolimus 0.1% in active plaque morphea ：randomized, double-blind, emollient-controlled pilot study. *Am J Clin Dermatol*, **10**(3) ：181-187, 2009.

14) Kreuter A, Hyun J, Stucker M, et al ：A randomized controlled study of low-dose UVA1, medium-dose UVA1, and narrowband UVB phototherapy in the treatment of localized scleroderma. *J Am Acad Dermatol*, **54**(3) ：440-447, 2006.

15) Joly P, Bamberger N, Crickx B, et al ：Treatment of severe forms of localized scleroderma with oral corticosteroids ：follow-up study on 17 patients. *Arch Dermatol*, **130**(5) ：663-664, 1994.

16) Zwischenberger BA, Jacobe HT ：A systematic review of morphea treatments and therapeutic algorithm. *J Am Acad Dermatol*, **65**(5) ：925-941, 2011.

17) Fett N ：Scleroderma ：nomenclature, etiology, pathogenesis, prognosis, and treatments ：facts and controversies. *Clin Dermatol Actions*, **31**(4) ：432-437, 2013.

18) Ogawa T, Okiyama N, Takamuki R, et al ：Juvenile case of multiple morphea profunda resulting in joint contracture that was successfully treated with cyclosporin A ：A case report and review of the published works. *J Dermatol*, **46**(4) ：354-357, 2019.

19) McGaugh S, Kallis P, De Benedetto A, et al ：Janus kinase inhibitors for treatment of morphea and systemic sclerosis ：A literature review. *Dermatol Ther*, e15437, 2022.

20) Ulc E, Rudnicka L, Waśkiel A, et al ：Therapeutic and Reconstructive Management Options in Scleroderma(Morphea)en Coup de Sabre in Children and Adults. A Systematic Literature Review. *J Clin Med*, **10**(19) ：4517, 2021.

21) Piram M, McCuaig CC, Saint-Cyr C, et al ：Short- and long-term outcome of linear morphoea in children. *Br J Dermatol*, **169**(6) ：1265-1271, 2013.

好評

足爪治療マスターBOOK

足爪
治療 マスター
BOOK

Step by Step で
手技がわかる！

全日本病院出版会

編集
高山かおる　埼玉県済生会川口総合病院皮膚科 主任部長
齋藤　昌孝　慶應義塾大学医学部皮膚科 専任講師
山口　健一　爪と皮膚の診療所 形成外科・皮膚科 院長

2020 年 12 月発行　B5 判　オールカラー
232 頁　定価 6,600 円（本体 6,000 円＋税）

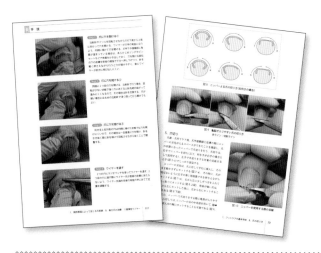

足爪の解剖から診方、手技、治療に使用する
器具までを徹底的に解説！

種類の多い巻き爪・陥入爪治療の手技は、巻
き爪：8 手技、陥入爪：7 手技を Step by
Step のコマ送り形式で詳細に解説しました。

3 名の編者が語り尽くした足爪座談会と、
「肥厚爪の削り方」の手技の解説動画も収録！

初学者・熟練者問わず、医師、看護師、介護職、
セラピスト、ネイリストなど、フットケアに
かかわるすべての方に役立つ 1 冊です！

全日本病院出版会　〒113-0033 東京都文京区本郷 3-16-4　Tel:03-5689-5989
www.zenniti.com　Fax:03-5689-8030

MB Derma, 326：27-32, 2022.

好酸球性筋膜炎の診断と治療の極意

神人正寿*

Key words：好酸球性筋膜炎(eosinophilic fasciitis)，全身性強皮症(systemic sclerosis)，限局性強皮症(cricumscribed scleroderma)，核磁気共鳴装置(magnetic resonance imaging)，ステロイド(steroid)

Abstract 好酸球性筋膜炎は，四肢の皮膚硬化と関節拘縮を急性〜亜急性に生じる原因不明の疾患である．四肢遠位，つまり前腕と下腿を中心とした皮膚硬化を特徴とし，orange peel-like appearance や groove sign を伴うことがある．診断は臨床像，そして血液検査所見や画像所見，病理組織学的所見を総合して行う必要がある．特に全身性強皮症などの他の線維化疾患との鑑別が問題になることがある．診断後，速やかにステロイドなどを用いた全身治療を開始する．

好酸球性筋膜炎とは ―病名について―

好酸球性筋膜炎は，四肢の皮膚硬化と関節拘縮を急性〜亜急性に生じる原因不明の疾患である．1974年に Shulman が末梢血好酸球数増多，四肢の皮膚硬化と関節の屈曲拘縮を特徴とする筋膜炎の2症例を diffuse fasciitis with eosinophilia という疾患名で報告したのを端緒とする[1]．その直後に Rodnan らも同様の臨床像を有する6症例を報告したが，末梢血の好酸球数増多に加えて筋膜組織にも好酸球浸潤を伴っていたことから eosinophilic fasciitis という病名をはじめて使用した[2]．今日までこの eosinophilic fasciitis(あるいは本邦では好酸球性筋膜炎)という病名が一般的に用いられているが，その後さらに症例が蓄積され，末梢血の好酸球数増多や病理組織像における筋膜の好酸球浸潤が目立たない症例も一定の割合で存在することがわかってきたため，diffuse fasciitis with or without eosinophilia，あるいは Shulman 症候群という疾患名も使用されることがあり，本邦では特に内科でその傾向がみられるように思わ

れるため，これらが同一疾患であることに注意する必要がある．

特徴的な臨床像

四肢遠位，つまり前腕と下腿を中心とした皮膚硬化を特徴とする(図1)．浮腫状から始まり，経過とともに板状となる．四肢の近位さらには体幹にまで病変が及ぶこともあるが，顔面や手指の硬化は通常みられない．特徴的な腫脹，毛孔の開大と皺の形成による orange peel-like appearance (peau d'orange appearance)が半数程度の症例にみられ診断に有用であり，厚労省「強皮症・皮膚線維化疾患の診断基準・重症度分類・診療ガイドライン作成事業」研究班において作成された診療ガイドラインでも診断に有用な臨床所見として推奨されている(推奨度1D)(図2)[3]．また，表在静脈に沿って皮膚が陥凹する groove sign も約半数の患者にみられる(図3)．そのメカニズムとして，本症では後述のように真皮下層や血管周囲に比べて表皮と真皮上層は線維化されにくく可動性があるため，末梢血管の血流が減ると内側から引っ張られて陥凹して生じる[4]．その他，進行し関節に及ぶと拘縮をきたし，また正中神経が圧迫される

* Masatoshi JINNIN，〒641-0012 和歌山市紀三井寺811-1 和歌山県立医科大学皮膚科，教授

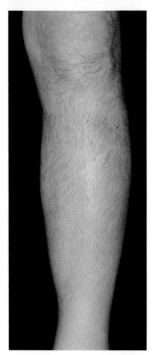

図 1. 下腿の光沢ある板状の硬化局面

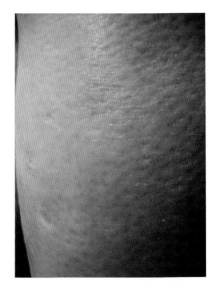

図 2. Orange peel-like appearance

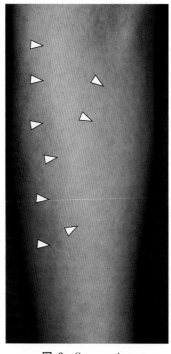

図 3. Groove sign

と手根管症候群を生じ得る.

特徴的な検査所見

本症に特徴的な血液検査異常として,上述のガイドラインでは,診断や疾患活動性のマーカーと

して末梢血好酸球数や血沈,血清アルドラーゼ値を参考にすることを推奨している(推奨度 1D).第 1 に末梢血好酸球数増多がよく知られているが,実際にはおよそ 60～80％と必発ではなく,一過性で急性期にのみみられることも多いため診断に必須ではない.一方,上昇例では治療後に低下し疾患活動性と相関し得るので,病勢マーカーとして有用であり経時的に測定する.

また,本症では筋膜の炎症が主体で,筋炎は一般に出現しないあるいは軽度にとどまり血清クレアチニンキナーゼ値は通常正常である.一方血清アルドラーゼ値の上昇が約 60％の症例にみられ,やはり診断や疾患活動性の参考となる.その他,赤沈の亢進あるいは血清 IgG 値高値も一部の症例で認められる.

本症に対する画像検査として核磁気共鳴画像(MRI)が用いられるようになっており,ガイドラインでも推奨されている(推奨度 1D).特に T2 強調脂肪吸収画像では筋膜の浮腫や肥厚の程度を非侵襲的に評価することができるため,診断や生検に適した部位の同定が可能である(図 4).なお,intensity も造影効果も病勢と相関するという記載があるため[5],筆者らはできる限り造影 MRI を

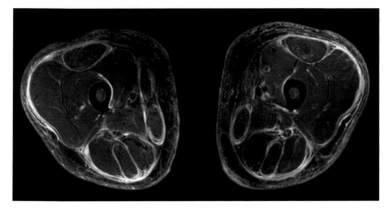

図 4. MRI 所見
筋膜の著明な高信号を認める.

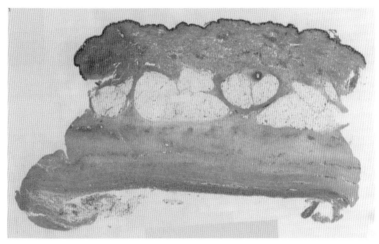

図 5. 皮膚病理組織所見. 弱拡大像
筋膜から真皮深層にかけての線維化

行っている.

　さらに本症では，一般に診断の際に皮膚生検が施行されているが，病理組織学的に筋膜・皮下組織から生じて真皮深層に波及する特徴的な線維化のパターンを正しく捉えるためには，筋膜・筋肉を含まない通常の皮膚生検あるいはパンチ生検では不十分であり，表皮から筋膜・筋肉表層まで含めた生検が望ましい(図5). ガイドラインでもそのような en bloc 生検が推奨されており(推奨度1D)，その意味で本症は生検で偶然診断できるという類の疾患ではなく，事前にその可能性を十分に考慮し鑑別に挙げてから生検を計画しなければならない. 一方，筋膜の炎症や線維化は定量できるものではないためその有無の判断がときに悩ましく，実臨床では病理組織像のみで判断するのは

難しいこともある. なお，末梢血の好酸球数増多と同様に，筋膜への好酸球浸潤も本症に特徴的な所見ではあるが局所的かつ一過性のこともあり，診断に不可欠というわけではない(図6).

　その他，マイコプラズマや Borrelia burgdorferi などの感染症や再生不良性貧血，自己免疫性溶血性貧血や悪性リンパ腫などの血液疾患，あるいは乳癌や前立腺癌などの内臓悪性腫瘍が発症に関与している症例の存在が指摘されているため，必要に応じて検索している.

診断のポイント

　前述のように診断は臨床像，そして血液検査所見や画像所見，病理組織学的所見を総合して行う必要がある. 2014 年に Pinal-Fernandez らが提案

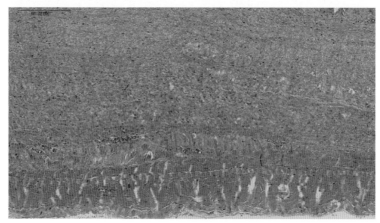

図 6. 皮膚病理組織所見. 強拡大像
筋膜の線維化. 好酸球浸潤はみられない.

表 1. Proposed criteria for the diagnosis of patients with eosinophilic fasciitis.

Major criteria
1. Swelling, induration, and thickening of the skin and subcutaneous tissue that is symmetrical or non-symmetrical, diffuse (extremities, trunk and abdomen) or localized (extremities)
2. Fascial thickening with accumulation of lymphocytes and macrophages with or without eosinophilic infiltration (determined by full-thickness wedge biopsy of clinically affected skin)
Minor criteria
1. Eosinophilia > 0.5×10^9/L
2. Hypergammaglobulinemia > 1.5 g/L
3. Muscle weakness and/or elevated aldolase levels
4. Groove sign and/or peau d'orange
5. Hyperintense fascia on MR T2-weighted images

Exclusion criteria : diagnosis of systemic sclerosis.
Presence of both major criteria, or one major criterion plus 2 minor criteria, establishes the diagnosis of eosinophilic fasciitis.

表 2. 厚労省好酸球性筋膜炎診療ガイドライン

大項目	四肢の対称性の板状硬化 ただし，レイノー現象を欠き，全身性強皮症を除外し得る
小項目1	筋膜を含めた皮膚生検組織像で，筋膜の肥厚を伴う皮下結合織の線維化と，好酸球，単核球の細胞浸潤
小項目2	MRI などの画像検査で筋膜の肥厚

大項目および小項目1ないし大項目および小項目2で診断確定

した診断基準(表1)[6]，さらにはこれを元にした厚労省研究班基準(表2)[3]が発表されているが，両者とも感度や特異度は調べられておらず，また厚労省基準はあくまで認定を目的とした典型例の拾い上げのためのものという位置づけである．診断の参考にはなるものの，例えば論文や学会発表で，診断困難例や非典型例に対して「厚労省基準を満たしたため確定診断した」という根拠とするような用途には不向きであることに注意したい．例えば片側性や浮腫性硬化が主体の好酸球性筋膜炎は存在し得る[7)8)]．

一方，診療ガイドラインでは鑑別を要すべき疾

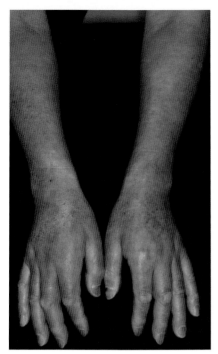

図 7.
好酸球性筋膜炎が疑われて紹介受診
された全身性強皮症患者

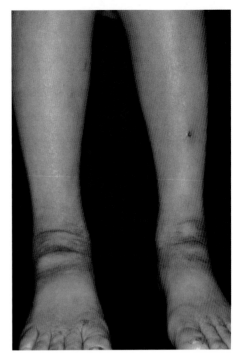

図 8.
好酸球性筋膜炎と鑑別を要した
うっ滞性皮膚炎患者

患としては全身性強皮症が clinical question の1つとしてとりあげられている．本症と全身性強皮症には共通点も多いものの異なる疾患であり，ガイドラインでは鑑別のポイントとして，「好酸球性筋膜炎は強皮症でみられるような手指・顔面の皮膚硬化，爪郭部毛細血管異常や抗核抗体・全身性強皮症特異的自己抗体を欠き，orange peel-like appearance や好酸球増多を呈することを両者の鑑別に有用な所見として考慮することを推奨する」との記載になっている（推奨度 1D）．逆に全身性強皮症では上記に加えて間質性肺疾患などの線維化病変，あるいはレイノー現象や肺高血圧症などの血管病変，そして抗トポイソメラーゼ I 抗体・抗セントロメア抗体・抗 RNA ポリメラーゼ抗体などの全身性強皮症特異的自己抗体などの免疫異常を伴いやすい（図 7）．加えて筋膜から発生し真皮に波及する線維化のパターン，さらには病理組織学的な筋膜での好酸球浸潤は，全身性強皮症よりも好酸球性筋膜炎に特徴的といえる．

また，本症は同じ皮膚の線維化疾患で境界明瞭な斑状・帯状の限局性の線維化が皮膚およびその下床に出現する限局性強皮症と，本邦では異なる疾患概念として考えられているものの，欧米を中心に限局性強皮症の一亜型（deep morphea）とするような考え方が存在する[9]．実際，両者は合併する事があるが，やはり特徴的な皮疹の分布や病理組織学的な線維化の主座の違い・好酸球浸潤の程度などから鑑別を行う．

さらに日常診療で鑑別が難しいと考えているのがうっ滞性皮膚炎（硬化性脂肪織炎）で，文献での記載は乏しいものの，皮膚硬化も画像所見も，さらには病理組織学的な変化も類似する印象がある（図 8）．好酸球性筋膜炎の二次的な変化としてうっ滞性皮膚炎をきたして両者が混在している可能性も否定できないが，表皮の変化，静脈瘤の変化，さらには pitting edema の有無などを総合して診断している．

治療とそのタイミング

本症では通常内臓の異常はきたさないため生命予後は良好であり，また無治療で自然寛解する例も存在する．一方で治療の遅れにより進行した線

維化による皮膚硬化や関節拘縮が遷延し，患者の QOL を長きにわたり損なうことがあるため，基本的には診断後できるだけ早期の治療が望ましいと考えている．そのため，我々は臨床像と MRI で診断を行い，可能性が高いと判断される場合には，en bloc 生検後に結果を待つことなくできるだけ早く治療を開始している．安静も重要な治療と考えているため，基本入院加療をお勧めしている．

初期治療として，本邦ではプレドニゾロン 0.5〜1 mg/kg/day 程度の経口投与を行うことが一般的で，ガイドラインでも推奨されている（推奨度 1D）．我々は基本的にはまず 0.5 mg/kg/day での治療を開始している．治療効果を判定するのに時間を要することがあるが，2 週間程度で進行の停止，あるいは改善があればステロイドの減量を考慮する．一度線維化を起こした組織を完全に元に戻すのは難しいことも多く，完全な皮膚硬化の消失を待たず，まずは日常生活に支障がなくなることを目標に，その後はステロイドを漸減する．比較的若年の患者が多い疾患とはいえ，ステロイドの漫然とした長期使用による種々の副作用（耐糖能異常や中心性肥満）は避けたいところであろう．MRI は病勢の評価，治療効果の判定にも有用であるため，経時的な検査が望ましい．再燃する例も存在するが，ステロイド内服を中止し得た症例が多数報告されている．ガイドラインでも推奨されているとおり（推奨度 2D），十分に病勢が沈静化したことを確認したのち患者とよく相談のうえでの治療中止を検討してもいい．

リハビリテーションは四肢の拘縮の改善に有用なケースがあり，拘縮が残る可能性がある場合では病勢が落ち着き次第早期の導入を考慮している．ただ，発症の経緯として運動や労作が明らかな場合，慎重を期す必要があると思われる．

一方，治療後も増悪傾向があれば他の治療を追加している．例えばステロイドパルス療法（推奨度 1C），メトトレキサートなどの免疫抑制剤（推奨度 2D）やヒドロキシクロロキン（推奨度 2D）は皮膚科医として比較的投与しやすいと考えるが，それとともに診断の見直しも必要であろう．

注意点として，ガイドラインにも記載があるとおり，本症の病変の主座が筋膜であることを反映してか外用薬は本症に有効性が乏しい印象がある．線維化が真皮上層にまで及ぶような症例などでは有効である可能性があるものの，いずれにせよ外用薬での治療にこだわり，適切な全身療法の開始が遅れないように留意したい．

引用文献

1) Shulman LE：Diffuse fasciitis with eosinophilia：a new syndrome? *Trans Assoc Am Physicians*, **88**：70-86, 1975.
2) Rodnan GP, DiBartolomeo A, Medsger TA：Proceedings：Eosinophilic fasciitis. Report of six cases of a newly recognized scleroderma-like syndrome. *Arthritis Rheum*, **18**：525, 1975.
3) 神人正寿：好酸球性筋膜炎 診断基準・重症度分類・診療ガイドライン．日本皮膚科学会，**126**：2241-2250，2016.
4) Lebeaux D, Francès C, Barete S, et al：Eosinophilic fasciitis（Shulman disease）：new insights into the therapeutic management from a series of 34 patients. *Rheumatology（Oxford）*, **51**：557-561, 2012.
5) Moulton SJ, Kransdorf MJ, Ginsburg WW, et al：Eosinophilic fasciitis：spectrum of MRI findings. *AJR Am J Roentgenol*, **184**：975-978, 2005.
6) Pinal-Fernandez I, Selva-O'Callaghan A, Grau JM：Diagnosis and classification of eosinophilic fasciitis. *Autoimmun Rev*, **13**：379-382, 2014.
7) Valencia IC, Chang A, Kirsner RS, et al：Eosinophilic fasciitis responsive to treatment with pulsed steroids and cyclosporine. *Int J Dermatol*, **38**：369-372, 1999.
8) Alexanian C, Cheng M, Kiuru M, et al：Eosinophilic fasciitis presenting as a unilateral, solitary plaque. *Dermatol Online J*, **15**：25(8), 2019.
9) Peterson LS, Nelson AM, Su WP：Classification of morphea（localized scleroderma）. *Mayo Clin Proc*, **70**：1068-1076, 1995.

MB Derma, **326** : 33-38, 2022.

◆特集／これ1冊！皮膚科領域における膠原病診療の極意

硬化性苔癬の診断と治療の極意

植田郁子*

Key words：硬化性苔癬(lichen sclerosus)，閉塞性乾燥性亀頭炎(balanitis xerotica obliterans)，診断(diagnosis)，鑑別疾患(differential diagnosis)，治療(treatment)

Abstract 典型的な病変は象牙色の硬化性または萎縮性の局面で，紫斑，水疱，びらん，出血を伴うことがある．好発部位は外陰部であり，外陰部以外では体幹や上肢に生じることが多い．病理組織学的には表皮直下からみられる真皮上層の著明なリンパ浮腫と膠原線維の変性・膨化により，透明帯を形成する．炎症細胞浸潤はこの浮腫層直下に存在し，斑状あるいは帯状の浸潤を示す．扁平苔癬や限局性強皮症との鑑別が重要である．治療はステロイド外用が標準的な治療であり，初期治療として，クロベタゾールプロピオン酸エステル0.05%軟膏を3か月，外用による治療効果が報告されている．維持治療としてはステロイド外用もしくはタクロリムス外用，保湿剤の併用がすすめられる．本症を発生母地として有棘細胞癌を発生する可能性があり，注意を要する．

特徴的な臨床像

硬化性苔癬は1887年Hallopeauによってはじめて報告された疾患で，光沢のある白色もしくは象牙色の角化性丘疹を呈し，しばしば癒合して扁平な局面を形成する．水疱やびらん，潰瘍，亀裂，出血がみられることもある．以前は硬化性萎縮性苔癬と呼ばれていたが，必ずしも萎縮性ではなく，肥厚した病変もみられるために，硬化性苔癬と呼ばれるようになった．

汎発型と限局型に分類され，限局型は外陰部型，外陰部外型，併存型に分類される．頻度は外陰部が42.9%と最も多く，次いで体幹が26.7%，四肢の発症は11.7%と比較的頻度は低い[1]．外陰外病変の多くは自覚症状がなく，体幹の上部，臍周囲，頸部，腋窩，手関節屈側部が好発部位である．外陰部以外の病変では，面皰様の小陥凹の存在が鑑別に役立つことが多い．顔面や口唇に生じ

* Ikuko UEDA，〒565-0871 吹田市山田丘2-2 大阪大学大学院医学系研究科皮膚科学教室，特任講師

た症例は「lichen sclerosus of the face」，「orofacial lichen sclerosus」，「intraorbital lichen sclerosus」，「telangiectatic lichen sclerosus on the cheek」などと呼ばれ報告されている．

女性では約3割の症例で肛門周囲にも病変がみられ，外陰部から肛門周囲にかけて8の字型を示すこともある．他疾患と鑑別する決定的な所見に乏しいことが多いが，女性の外陰部の場合は瘙痒や痛みを伴う刺激感，外観上の角化性変化が診断の参考になる．肛門性器部では萎縮性の白色調の扁平な病変が性器の周囲や肛門周囲に広がり，皮膚粘膜境界部に生じた場合に腟入口部の狭窄をきたし得る(図1)．また経過中に瘢痕を生じやすいので，小陰唇の消失，陰核の閉鎖や埋没などが生じ得る．扁平苔癬と異なり，腟や子宮頸部などの外陰部の粘膜面は侵さない．また，びらん，亀裂，腟入口部の狭窄などが生じた場合には，痛みや性交痛がみられることがある．一方で無症状のこともあり，検診などで気づかれることもある．

男性例は少年期から高齢者までみられるが，成人では包皮，冠状溝，亀頭に生じ，小児では通常

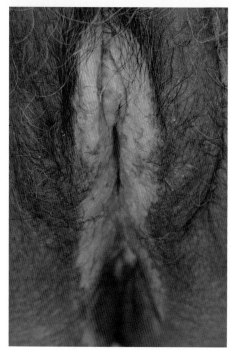

図 1. 特徴的な臨床像
外陰部および肛門周囲に病変がみられ，
白色もしくは象牙色の扁平な局面を形成
する．びらん，亀裂をともなっている．

包皮にみられ，成人・小児とも陰茎は稀である．
Balanitis xerotica obliterans（閉塞性乾燥性亀頭炎）は 1928 年に Stuhmer により提唱された慢性進行性の陰茎亀頭，陰茎包皮，尿道の硬化性・萎縮性炎症を主体とする疾患であるが，1944 年に Laymon と Freeman の報告により，特に皮膚科領域では硬化性苔癬の限局病変であると捉えられている[2)]．成人男性において硬化性苔癬の好発部位は，包皮 70%，亀頭 60%，亀頭と陰茎の併存 39%，尿道 16% と外陰部に圧倒的に多く，肛門周囲の病変は稀である．症状としては包皮の絞扼感や，勃起障害，勃起時の疼痛，排尿異常などがある．男性の外陰部では瘙痒が主症状であることは少ない．

　本症は悪性腫瘍の発生母地としても知られており，硬化性苔癬と有棘細胞癌の合併に注意を要する．

疫　学

　男女比は 1:10 で女性に多いといわれている．男性例は 30〜50 歳に発症が多い．女性外陰部の症例は初経前と閉経期前後〜閉経後の女性に好発するが，若年での発症もある．家族内発症や一卵性・二卵性双生児での発症も報告されている．

病　因

　遺伝的要因，免疫異常，性ホルモンの低下，ボレリア感染，ヒトパピローマウイルス感染などが考えられているが，いまだ特定されていない．家族内発症の報告から遺伝的な要因が指摘されている．これまでに HLA に関連する報告[3)4)]がある．ターナー症候群でみられることが報告されており，低エストロゲン血症が病態と関わる可能性がある．抗アンドロゲン作用のある経口避妊薬は硬化性苔癬のリスクを増加させる可能性がある．また，硬化性苔癬と様々な自己免疫に関わる疾患との合併についての報告として，甲状腺機能異常，脱毛，白斑，関節リウマチ，限局性強皮症，全身性エリテマトーデス，多発性硬化症などがある[5)6)]．これらの自己免疫性疾患の合併は男性例（3〜5%）より女性例（19〜54%）に多いと言われている[7)]．近年の報告では自己免疫性疾患との関連を確認できなかったという報告もある．

　硬化性苔癬の真皮上層にヒアルロン酸が沈着しており，ヒアルロン酸に対する特異的レセプターである CD44 の発現が硬化性苔癬の表皮で減少〜消失しているとの報告[8)]や，表皮と真皮の接着力の減弱に機械的刺激が加わり，裂隙を形成しているとの考え[9)]，硬化性苔癬患者血清中に extracellular matrix protein 1 や BP180 抗原に対する自己抗体が存在するとの報告もある[10)11)]．

　微小な外傷との関連も考えられており，ケブネル現象のような摩擦や外傷が誘因となった可能性を示唆するような配列がみられることがある．Blaschko 線に沿って線状，列序性に出現した硬化性苔癬の報告は散見され，表皮細胞に対する免疫反応によるとする説と真皮線維芽細胞の異常によるとする説がある．線状硬化性苔癬は男女比 1:2 と女性に多く，通常の硬化性苔癬よりも若年に好発する[1)]．

表 1. 硬化性萎縮性苔癬の診断基準

1. 境界明瞭な萎縮を伴う白色硬化性局面がある.
2. 病理組織学的に, 過角化, 表皮の萎縮, 液状変性, 真皮内の浮腫, リンパ球浸潤, 膠原線維の硝子様均質化(透明帯)などの所見がみられる.

上記の1と2を満たせば硬化性萎縮性苔癬と診断. ただし, 以下の疾患を除外する:限局性強皮症, 慢性湿疹, 尋常性白斑, 扁平苔癬

(文献 12 より引用)

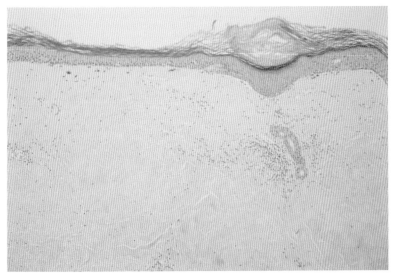

図 2. 病理組織学的所見
特徴的な所見として, 毛孔性角栓を伴う角質増生,
表皮の萎縮と基底層の液状変性, 真皮上層の著明な
浮腫と膠原線維の均質化がみられる.

診断基準

日本皮膚科学会から 2016 年 11 月に硬化性萎縮性苔癬の診断基準・重症度分類・診療ガイドラインが報告されている(表1)[12]. 特徴的な臨床症状を呈し, 病理組織学的に典型的な所見が認められる場合に確定診断される. しかし, 部位などの問題から特に小児では生検が困難なことも多い.

病理組織学的検査

診断が不明確である場合や, 初期治療であるステロイド外用による治療に反応しない場合, 悪性である可能性が考えられる場合などには生検による病理組織学的な評価を行う. 生検部位はできるだけびらんを伴わない部位から行い, 天疱瘡, 類天疱瘡などを除外するためには直接蛍光抗体法による評価をあわせて行う.

特徴的な所見として,
① 毛孔性角栓を伴う角質増生
② 表皮の萎縮と基底層の液状変性
③ 真皮上層の著明な浮腫と膠原線維の均質化
④ 真皮中層の単核球浸潤
が挙げられるが, 生検時期により特徴的な所見が確認できない場合がある.

表皮は, 病初期には過角化や毛孔角栓を示すが, 後に萎縮して表皮突起は平坦化する(図2). 毛孔性角栓は特に外陰部外病変において限局性強皮症との鑑別に重要な所見である.

表皮直下からみられる真皮上層の著明なリンパ浮腫と膠原線維の変性・膨化により, 真皮上層はエオシンに対する染色性が低下し, 透明帯を形成する. しばしば同部に血管拡張や血管外への赤血球漏出がみられる. 炎症細胞浸潤はこの浮腫層直下に存在し, 斑状あるいは帯状の浸潤を示すが, 時間とともにまばらになったり, 部分的になる.

表 2. Fung と LeBoit による報告[13]における硬化性苔癬と扁平苔癬との組織学的違い

	硬化性苔癬における頻度（%）	扁平苔癬における頻度（%）
乾癬様苔癬状パターン	100	0
表皮内リンパ球浸潤	78	0
真皮乳頭層の弾性線維の消失	100	33
基底膜の肥厚	44	0
表皮萎縮	33	0
多数の好酸性小体	0	100
顆粒層の楔形の肥厚	11	100
基底層の扁平化	25	100
表皮突起の鋸歯状変化	11	83

（文献 16 より引用改変）

浸潤細胞はリンパ球，形質細胞，組織球が中心となる．蛍光抗体直接法では免疫グロブリンや補体の沈着など特徴的な所見はみられない．

初期病変や皮疹の辺縁部では炎症細胞浸潤は表皮直下に存在し，扁平苔癬に類似した組織像を示すことがある．また古い病巣では炎症細胞浸潤が軽微であったり，消失したりする．さらに真皮中・下層では膠原線維の膨化・均質化によりエオシンに濃染した硬化像を示し，限局性強皮症に類似した組織像を呈することがある．

鑑別疾患

典型的な症例は臨床所見から診断も可能だが，診断の確認および類似の症状を示す他の疾患との鑑別のために生検を施行することが勧められる．慢性湿疹，扁平苔癬，限局性強皮症，白斑，乳房外 Paget 病，円板状エリテマトーデス，粘膜類天疱瘡，有棘細胞癌などの合併などを鑑別する．硬化性苔癬の 4～6%，表皮が肥厚した病変では約30% に外陰部の有棘細胞癌が出現するとの報告もあり，特に悪性腫瘍の合併が疑われる場合には生検は不可欠である．

扁平苔癬は口や外陰部にもみられ，硬化性苔癬もまた外陰部以外に口にみられる．硬化性苔癬では口腔内や腟の粘膜や爪には病変はみられない．一方で両疾患が関連性のある疾患である可能性を指摘した報告がある[13]．

また，硬化性苔癬と限局性強皮症の併発例[14]や

組織学的に両者の特徴を併せもったものも散見される[15]．硬化性苔癬と扁平苔癬の組織学的鑑別点を表 2 に示す．

治　療（表 3）

1．初期治療

決まった治療方法はないが，クロベタゾールプロピオン酸エステル 0.05%（商品名デルモベート）軟膏（またはクリーム）を 3 か月外用（1 か月は 1 日 2 回，その後 2 か月は 1 日 1 回）し，その後外用頻度を減らすという方法での治療効果が報告されている．皮膚の菲薄化を防ぐため 1 か月に 10 g 程度の外用が勧められる．病変や状況によって，早期の治療が瘢痕形成を抑制する可能性があるため，診断と治療開始が遅れることがないように注意する．色々な要因により，特に小児の場合など，もっと弱いステロイドが選択されることもある．

2．維持療法

維持治療としてはステロイド外用もしくはタクロリムス外用が勧められる．症状が軽快したり，ステロイドによる皮膚萎縮などの副作用が問題になる場合には，ステロイドのランクを落としたり，外用回数を減らすか中止する．ステロイドによる副作用の問題がある場合や，ステロイド外用でも難治の場合はタクロリムス外用の併用を考慮する．タクロリムス外用を主体で維持してもよい．保湿剤が症状を改善すると言われている．摩擦など機械的な刺激を避けることも重要である．

外的な刺激としてはクレンジング剤や，失禁，高頻度に水にさらされること，衣類，サイクリングや乗馬などのスポーツなどが考えられる．

3．経過観察

組織学的に異形成が認められる場合や悪性化が疑われる場合には定期的に診察を行い，慎重に経過観察を要する．

4．その他の局所療法

治療抵抗性の症例では，その他，ステロイドの局注，ビタミンD_3含有軟膏，テストステロン軟膏，トレチノイン軟膏の外用，液体窒素療法，CO_2レーザー，光線療法，ビタミンD_3と$\alpha 1$遮断薬の併用療法などが行われているが，その治療効果は不定である．光線療法としては低用量 UVA-1 や narrow-band UVB といった紫外線療法の有効性が報告されている[17]．

5．全身療法

治療抵抗性の症例では局所もしくは全身のレチノイド投与，ステロイドパルス療法，シクロスポリン，メトトレキサート，ヒドロキシウレアなどの使用の報告がある．造血幹細胞移植や多血小板血漿療法の報告もあるが，さらなる検討が必要である．

6．外科的治療

陰茎の絞扼，尿道・腟口の狭窄，二次的発癌などに対しては外科的治療を行う．女性外陰部の硬化性苔癬の病変部の外科的な治療は，悪性腫瘍の合併や尿道口の狭窄，腟口の狭窄などの機能障害がある場合に限って行うべきである．男性陰茎部の硬化性苔癬では包皮環状切除術や尿道口切開が施行され有効であったという報告もあるが，その後の硬化性苔癬の悪化を予防できるかは不明であり，その後の再発の可能性もあり注意を要する．なお硬化性苔癬により生じた外尿道口狭窄症に対しては尿道拡張術や尿道再建術などが必要になる．

予　後

一般に慢性に経過し難治である．硬化性苔癬が自然軽快するかどうかについて長期に経過を観察した大規模な検討はみられないが，女児の外陰部病変では初潮前後までに自然消退することが多いと言われている．

本症は悪性腫瘍の発生母地としても知られており，皮膚悪性腫瘍取扱い規約においても硬化性苔癬は有棘細胞癌の前駆症と位置付けられている．外陰外病変の癌化は稀である．本邦では清水らが外陰部の硬化性苔癬の 9.2％ に有棘細胞癌が発症したと報告している[18]．硬化性苔癬と有棘細胞癌の合併は女性に多いが男性にも 0～12.5％ の割合で合併するとされている．海外においては 1～3％ といわれている[19]．有棘細胞癌を発生する可能性があり，注意するように説明することが勧められる．

表 3．硬化性苔癬の治療法

局所療法
ステロイド
ステロイド局注
テストステロン
プロゲステロン
シクロスポリン
タクロリムス
ピメクロリムス
レチノイド
カルシポトリオール
オキサトミド
保湿剤
ダーマシルク
UV ライト
光線力学療法

全身療法
副腎皮質ステロイド
レチノイド内服
シクロスポリン
メトトレキサート
ヒドロキシウレア
抗生物質
スルファサラジン
ビタミン A/E
PABA（4-アミノ安息香酸）

外科的治療
環状包皮切除術
会陰切開術
CO_2 レーザー
幹細胞

（文献 16 より引用改変）

引用文献

1) 藤原　碧，中島武之，伏見博彰：Blaschko 線に沿って生じた硬化性萎縮性苔癬の1例. 皮膚の科学，**15**(3)：130-134，2016.

2) 川島裕平，木花いづみ，森紳太郎：【色のついた皮膚病《白と黄》】臨床例　陰茎包皮に生じた balanitis xerotica obliterans. 皮膚病診療，**41**(11)：1033-1036，2019.

3) Marren P, Yell J, Charnock FM, et al：The association between lichen sclerosus and antigens of the HLA system. *Br J Dermatol*, **132**(2)：197-203, 1995.

4) Azurdia RM, Luzzi GA, Byren I, et al：Lichen sclerosus in adult men：a study of HLA associations and susceptibility to autoimmune disease. *Br J Dermatol*, **140**(1)：79-83, 1999.

5) Goolamali SK, Barnes EW, Irvine WJ：Organ-specific antibodies in patients with lichen sclerosus. *Br Med J*, **4**(5936)：78-79, 1974.

6) Lipscombe TK, Wayte J, Wojnarowska F, et al：A study of clinical and aetiological factors and possible associations of lichen sclerosus in males. *Australas J Dermatol*, **38**(3)：132-136, 1997.

7) Kreuter A, Kryvosheyeva Y, Terras S, et al：Association of autoimmune diseases with lichen sclerosus in 532 male and female patients. *Acta Derm Venereol*, **93**(2)：238-241, 2013.

8) Kaya G, Augsburger E, Stamenkovic I, et al：Decrease in epidermal CD44 expression as a potential mechanism for abnormal hyaluronate accumulation in superficial dermis in lichen sclerosus et atrophicus. *J Invest Dermatol*, **115**(6)：1054-1058, 2000.

9) Marren P, Dean D, Charnock M, et al：The basement membrane zone in lichen sclerosus：an immunohistochemical study. *Br J Dermatol*, **136**(4)：508-514, 1997.

10) Oyama N, Chan I, Neill SM, et al：Autoantibodies to extracellular matrix protein 1 in lichen sclerosus. *Lancet*, **362**(9378)：118-123, 2003.

11) Baldo M, Bailey A, Bhogal B, et al：T cells reactive with the NC16A domain of BP180 are present in vulval lichen sclerosus and lichen planus. *J Eur Acad Dermatol Venereol*, **24**(2)：186-190, 2010.

12) 長谷川　稔，石川　治，浅野善英ほか：日本皮膚科学会ガイドライン　硬化性萎縮性苔癬　診断基準・重症度分類・診療ガイドライン. 日皮会誌. **126**(12)：2251-2257, 2016.

13) Fung MA, LeBoit PE：Light microscopic criteria for the diagnosis of early vulvar lichen sclerosus：a comparison with lichen planus. *Am J Surg Pathol*, **22**(4)：473-478, 1998.

14) Todd P, Halpern S, Kirby J, et al：Lichen sclerosus and the Köbner phenomenon. *Clin Exp Dermatol*, **19**(3)：262-263, 1994.

15) Uitto J, Santa Cruz DJ, Bauer EA, et al：Morphea and lichen sclerosus et atrophicus. Clinical and histopathologic studies in patients with combined features. *J Am Acad Dermatol*, **3**(3)：271-279, 1980.

16) Kirtschig G, Becker K, Günthert A, et al：Evidence-based(S3)Guideline on(anogenital)Lichen sclerosus. *J Eur Acad Dermatol Venereol*, **29**(10)：e1-43, 2015.

17) Kreuter A, Gambichler T, Avermaete A, et al：Low-dose ultraviolet A1 phototherapy for extragenital lichen sclerosus：results of a preliminary study. *J Am Acad Dermatol*, **46**(2)：251-255, 2002.

18) 清水智子，種瀬啓士，新関寛徳ほか：両側肩甲部に生じた硬化性萎縮性苔癬の1例. 臨床皮膚科，**57**(9)：798-800, 2003.

19) Lee A, Bradford J, Fischer G：Long-term Management of Adult Vulvar Lichen Sclerosus：A Prospective Cohort Study of 507 Women. *JAMA Dermatol*, **151**(10)：1061-1067, 2015.

MB Derma, **326** : 39-46, 2022.

◆特集／これ1冊！皮膚科領域における膠原病診療の極意

皮膚筋炎の診断の極意

山口由衣*

Key words：皮膚筋炎(dermatomyositis：DM)，ヘリオトロープ疹(heliotrope rash)，ゴットロン丘疹／徴候(Gottron's papule/sign)，筋炎特異的自己抗体(myositis specific autoantibodies：MSAs)，悪性腫瘍(malignancy)，間質性肺炎(interstitial lung disease)，筋束辺縁部萎縮(perifascicular atrophy：PFA)

Abstract 皮膚筋炎(DM)は多彩かつ特徴的な皮疹を呈し，皮膚科医にとっては身近な膠原病である．現在，保険収載されている自己抗体(抗 TIF1γ 抗体，抗 MDA5 抗体，抗 Mi-2 抗体，抗 ARS 抗体)に加え，抗 NXP-2 抗体や抗 SAE 抗体も DM の疾患特異抗体として重要である．近年，臨床型や予後を反映する数々の自己抗体の同定や，筋病理所見の解析が進み，DM を含む炎症性筋疾患の新たな分類や病態理解も進んできた．皮膚科医は，皮疹の特徴や分布などから DM を疑う眼を養うことがまず重要であり，自己抗体を参考にしつつ，筋炎，間質性肺炎，悪性腫瘍を含む全身評価を速やかに行い，早期診断・早期加療につなげることが重要である．

はじめに

皮膚筋炎(dermatomyositis：DM)は，皮膚と筋肉を主として，肺など全身に病変が及ぶ膠原病の1つである．皮膚症状は診断的価値が高く，一方多彩でもあり，皮膚科医が，診断・治療において担うべき役割は大きい．筋炎特異的自己抗体が複数同定され，抗体ごとの臨床的特徴が明らかになり，筋病理所見などの情報も加味されたことで，近年さらに筋炎の病型分類がすすんでいる．本稿では，DM を含む近年の筋炎の分類，DM 診断における重要な所見，実際の診療の流れを概説する．

筋炎の概念と分類
—特発性炎症性筋疾患としての皮膚筋炎—

従来，骨格筋を標的とした自己免疫機序による臓器傷害を引き起こす膠原病として多発性筋炎(polymyositis：PM)があり，同時に皮膚も標的と

なったものが DM とされてきた．近年は，筋病理所見や自己抗体を加味した筋炎を呈する疾患の分類が国際的に進み，2017年に International Myositis Classification Criteria Project(IMCCP)として，広義の包括名称である特発性炎症性筋疾患(idiopathic inflammatory myositis：IIM)の分類基準が提唱された[1]．IIM には，DM/PM のほか，PM と臨床的に鑑別が難しい封入体筋炎(inclusion body myositis：IBM)や，免疫介在性壊死性ミオパチー(immune-mediated necrotizing myopathy：IMNM)なども含まれる．なお，DM の亜型として，DM の皮疹があっても筋力低下を認めない症例は，無筋症性皮膚筋炎(amyopathic dermatomyositis：ADM)に統一され，hypomyopathic dermatomyositis(HDM)や，clinically amyopathic dermatomyositis(CADM)などの呼称は使われなくなってきている．

皮膚筋炎診療の流れ

DM の診療においては，まず発熱，倦怠感，体重減少，炎症所見などの全身評価が重要である．

* Yukie YAMAGUCHI, 〒236-0004 横浜市金沢区福浦 3-9 横浜市立大学大学院医学研究科環境免疫病態皮膚科学，主任教授

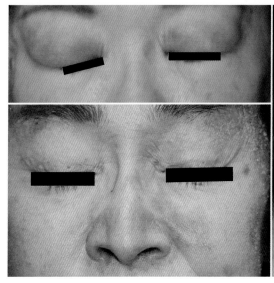
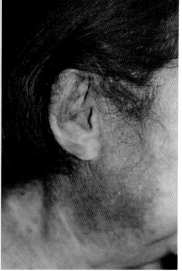

図 1. 顔面の皮疹
すべて抗 TIF1γ 抗体陽性例
a：ヘリオトロープ疹
b：ヘリオトロープ疹と脂漏性皮膚炎様紅斑
c：耳介と頰部側面の紅斑

a｜c
b

初診の際, 倦怠感の強さや, 呼吸器症状がないか, また嚥下筋障害で鼻声（開鼻声）であるか, などに注意して観察する. 後述する皮膚症状は DM に特徴的であるが, 多彩であるので, 1 か所の所見ではなく, 好発部位を複数箇所チェックすると DM の診断に確証が持てる. DM を疑った場合には, 近位筋の筋力低下や筋痛, 嚥下障害の有無を調べる. また, 間質性肺炎は重要な予後規定因子であるため, DM を疑った最初の診察で聴診し, 胸部 X 線, HRCT で迅速に評価を行うことが重要である. 特に ADM の場合には, 急速進行性間質性肺炎に留意する. 悪性腫瘍の検索も重要である. また, 自己抗体の同定は臨床病型や予後予測に役立つため DM を疑った時点で提出する. さらに, 評価後の治療をスムーズに開始できるよう, 既存疾患の把握や, 感染症スクリーニングなども同時に開始する. 身体的観察, 血液検査, 画像検査, 病理検査などを駆使し, DM の全体像を把握したうえで, 個々に最適な治療を選択していく.

皮膚筋炎の診断で重要なポイント

1. 皮膚症状

DM の診断において皮疹は最も重要な所見の 1 つである. 下記に特徴的な皮膚症状を述べるが, 個々の皮疹においても, その臨床像は非常に多彩である. 皮膚筋炎の診断に直結するような特徴的な皮疹が必ずしも揃わないこともあるため, 多彩な皮疹を組み合わせで総合的に判断する必要がある[2].

a）ヘリオトロープ疹（図 1-a）

両上眼瞼の淡紫紅色斑であり, 眼瞼周囲の浮腫を認める場合が多い. ヘリオトロープの花の色のように綺麗な紫色になることは日本人では少ない. ときに片側性の症例や, 浮腫だけで色調変化を伴わないこともあるため, 診断に際しては, 他の所見を総合して判断する必要がある.

b）顔面・耳介の皮疹（図 1-b）

眉毛周囲, 鼻翼周囲, 被髪部に, 軽度の落屑を伴う脂漏性皮膚炎様皮疹を呈することが多い. 両内眼角部の浮腫性紅斑も特徴的である. 両側頰部, 耳前部から側頸・後頸部にかけて, 色素沈着を伴った暗紫紅色調の紅斑丘疹を呈することも多い. また, 耳介耳輪・対輪に紅斑を生じやすく, ときに痂皮の付着や潰瘍形成を伴う. 鑑別疾患として, 全身性エリテマトーデス脂漏性皮膚炎, 酒皶, 酒皶様皮膚炎, アトピー性皮膚炎などがあり,

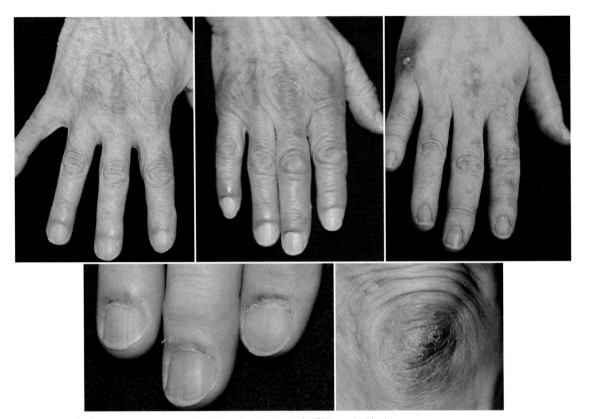

a | b | c
d | e

図 2. ゴットロン丘疹/徴候, 爪囲紅斑
　a：抗 Mi-2 抗体陽性例
　b：抗 TIF1γ 抗体陽性例
　c：抗 MDA5 抗体陽性例
　d：爪囲紅斑爪上皮出血点
　e：肘のゴットロン徴候

注意を要する.

c）ゴットロン丘疹/徴候, 逆ゴットロン徴候（図 2, 3）

　手指関節背面の角化性丘疹（ゴットロン丘疹）・紅斑（ゴットロン徴候）で, DM として診断価値の高い皮疹である. 四肢関節背面にも生じる（ゴットロン徴候：図 2）. 紅斑の強さや角化の程度, 色調が多彩であり, 自己抗体の種類によって, 臨床的および病理学的特徴が異なる[3]. 抗 TIF1γ 抗体陽性患者の皮疹では, 暗紅・褐色調で角化や丘疹要素の強い広範囲の皮疹を呈するが, 抗 MDA5 抗体陽性患者では血管障害を示す紫斑を伴った紅斑で, 潰瘍も伴いやすい（図 2）. 抗 ARS 抗体陽性患者のゴットロン徴候は, 赤みの乏しい軽度の角化性皮疹が多い. 手掌側に出現する角化性皮疹は, 逆ゴットロン徴候と呼ばれており, 間質性肺炎の存在に関連しやすい（図 3）.

d）メカニックスハンド（図 3）

　特に拇指尺側, 示指・中指の橈側に生じやすい, 亀裂・落屑を伴うような角化性皮疹である. 手湿疹との鑑別は困難である場合もあり, 日常的に手湿疹のあった症例では判断が難しくなるが, 間質性肺疾患の出現と同時期に出現する症例が多く存在し特徴的である.

e）爪囲紅斑・爪上皮出血点（図 2）

　爪囲紅斑は高頻度に生じやすく, 爪上皮延長や出血点を認める. 爪郭毛細血管異常は全身性強皮症に類似する（SSc-like pattern）が, SSc と同様に Early, Active, Late の段階に分類できるかどうかは近年, 議論がある. DM ではより顕著に疾患活動性を反映し, 全身加療によって皮疹は消失しやすい[4].

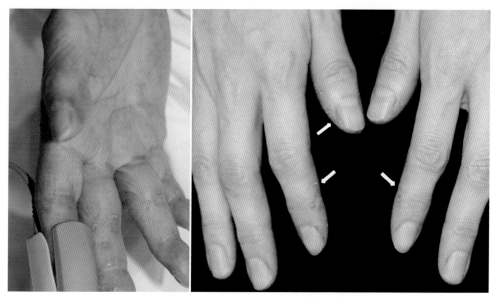

図 3. 逆ゴットロン徴候，メカニックスハンド　　　　a | b
　　a：逆ゴットロン徴候，抗 MDA5 抗体陽性例
　　b：メカニックスハンド（矢印部），抗 ARS 抗体陽性例

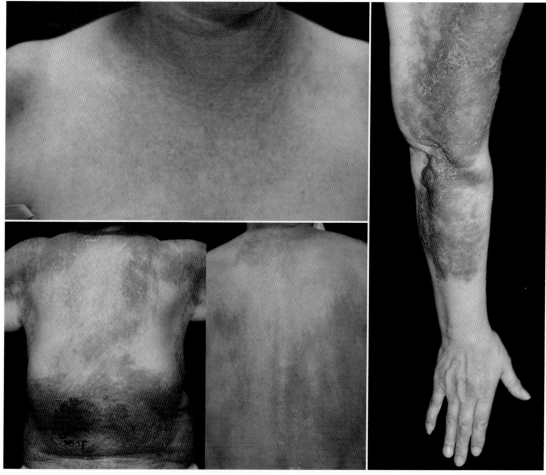

図 4. 体幹・上肢の皮疹　　　　$\frac{a}{b}$ | c
　　a：V ネックサイン
　　b：ショール徴候と腰背部のむち打ち様紅斑
　　c：上肢外側の紅斑

f）Ｖネックサイン・ショール徴候・腰背部の
むち打ち様紅斑（図4）

前頸部から前胸部の露光部に一致して，Ｖネックの形に暗紫紅色の特徴的な紅斑が生じる．DMの診断的価値の高い皮疹である．後頸部から肩には，ショールを巻いたかのような部位に，びまん性の浮腫性紅斑を生じることがある（ショール徴候）．背部には，線状紅斑・むち打ち様紅斑と呼ばれる特徴的な皮疹を呈し，瘙痒を伴うことも多い．また，抗SAE抗体陽性例では，体幹の紅斑は広範囲になりやすく，背部中央に生じた一部紅斑のない部分は，天使の羽のようにみえると報告されている[5]．

g）臀部・大腿の紅斑

臀部外側から大腿外側にも同様の暗紫紅色斑を認めやすく特徴的で，ホルスター徴候（ホルスター：腰からかける銃をいれる袋）と呼ばれる．

h）脂肪織炎

頻度は低いが，治療に難渋する例も多い．皮下に硬結があり疼痛を伴う．脂肪組織は変性・壊死し，肉眼的に陥凹を残しやすく，整容的に問題となる．ときに石灰沈着する．

i）皮膚潰瘍

急性期に生じる皮膚潰瘍は血管炎を示唆し，抗MDA5抗体の存在や間質性肺疾患の重症度リスクを上げる可能性がある[6)7]．脂肪織炎や石灰沈着による循環障害に伴って生じる皮膚潰瘍は慢性期に生じやすく難治である．

j）多形皮膚萎縮（ポイキロデルマ）

皮膚筋炎の炎症が慢性的に持続すると，血管拡張，色素沈着，色素脱失を伴った萎縮性紅斑に至る．治療反応性に乏しい状態となる．

2．病理組織学的皮膚生検・筋生検

DM皮疹の病理組織像の基本はInterface dermatitisであり，個細胞壊死，空胞変性・液状変性，真皮血管周囲の炎症細胞浸潤，ムチン沈着などを認める．皮疹の種類や時期によって所見や程度は様々である．生検部位による差では，項部皮疹からの生検では，表皮菲薄化とムチン沈着を認

めやすく，ゴットロンなどの擦過部位では空胞変性を検出しやすいと報告されている[8]．メカニックスハンドでは，過角化・錯角化，表皮肥厚，個細胞壊死が特徴であるが，DMでも海綿状変化を認めることもあり，湿疹との鑑別は容易ではない．

近年の知見では，自己抗体別に特徴的な臨床像が存在することから，手指皮疹の病理組織学的所見も抗体によって異なることが報告されている[2]．抗ARS抗体陽性例では，DMの苔癬反応のみならず，湿疹様の表皮肥厚や海綿状変化，個細胞角化が有意である一方，抗MDA5抗体陽性例では，高頻度に血管障害を呈する．また，DM病態におけるＩ型インターフェロンの関与から，Ｉ型インターフェロン反応性蛋白であるmyxovirus resistance protein A（MxA）が，表皮に強発現していることは特徴的である[2]．

DMの筋病理では，筋束辺縁部萎縮（perifascicular atrophy：PFA）が特徴的である．上述のMxA発現は，筋線維にも認められ，感度の高い最も優れたDM診断マーカーであると報告された[9]．一方，抗ARS抗体陽性例の筋病理では，壊死・再生線維が筋束辺縁に観察され，perifascicular necrosisと呼ばれ，PFAとは異なる．また，抗ARS抗体陽性患者のメカニックスハンドや筋ではMxA発現を認めないことからも，一般的なDMとは病態の異なる可能性が示唆されている．

3．画像診断

DMにおける画像診断の主な目的は，DM病変の有無・病勢評価と，悪性腫瘍検索である．普段行う画像評価について表1に記載する．体幹四肢の筋病変の画像評価ではMRIが有用であり，炎症による浮腫や間質の線維化などの質的変化を評価できる．T1強調画像で脂肪や間質の評価を，炎症や浮腫の程度はT2強調画像やSTIR法で，高信号となる部位で評価する．MRIは，一度に広範囲を評価できないため，身体所見として筋力低下や把握痛のある部位を選ぶことが大切である．DMによる嚥下障害は治療に難渋することも多く，評価が重要である．DMの嚥下機能低下では，鼻咽

表 1. 皮膚筋炎の診断，合併症有無，病勢把握に有用な検査
症例に応じて適宜選択する

皮膚症状	筋　炎	間質性肺炎	悪性腫瘍	自己抗体	その他
●皮疹の特徴 ●部位・範囲 ●潰瘍の有無 ●石灰沈着の有無 ●レイノー現象 ●皮膚生検 ●キャピラロスコピー	●徒手筋力テスト ●筋原性酵素（CK・アルドラーゼ・ミオグロビン） ●MRI（筋痛部位） ●筋生検 ●筋電図 ●嚥下造影検査 ●心電図 ●心エコー ●CK-MB・心筋トロポニン・BNP ●心筋 MRI ●心筋シンチグラフィ	●聴診 ●胸部 Xp ●胸部 HRCT ●KL-6 や SP-D ●フェリチン ●呼吸機能検査	●頸部～骨盤造影CT ●便潜血 ●尿検査 ●上・下部消化管内視鏡 ●婦人科悪性腫瘍スクリーニング ●乳癌スクリーニング ●泌尿器癌スクリーニング ●頭頸部癌スクリーニング ●腫瘍マーカー ●PET	●抗核抗体　染色型を参考に ↓ ●抗 MDA5 抗体 ●抗 TIF1γ抗体 ●抗 Mi-2 抗体 ●抗 ARS 抗体（抗Jo-1 含む） ●抗 SS-A 抗体 ●抗 U1-RNP 抗体など 他，鑑別疾患の自己抗体 ●抗 SAE 抗体 ●抗 NXP-2 抗体（保険適用外）	●感染症スクリーニング（HBV 関連抗原・抗体，梅毒，β-D グルカン，T-SPOT） ●甲状腺機能検査 ●一般末梢血検査 ●肝・腎機能検査 ●炎症マーカー（CRP，ESR） ●IgG，IgA，IgM ●凝固系検査（PT，APTT，D ダイマー） ●関節 Xp・エコー ●骨密度測定 ●脂質・糖尿病関連

腔逆流から食道蠕動低下までさまざまな部位に現れるため，口腔から食道までを観察できる嚥下造影検査が望ましい．間質性肺炎の評価では，胸部X線では評価が難しいため，胸部 HRCT を施行する．呼吸機能検査も有用である．

その他，関節症状があれば関節エコー，心病変では，心エコーや心筋シンチグラフィなど，症例に応じた画像検査を行う．

悪性腫瘍検索に関しては，頸部から骨盤までの造影 CT 検査，上・下部消化管内視鏡検査，婦人系科・泌尿器系検査，乳腺評価（マンモグラフィー，エコー），PET 検査など症例に応じて行う．悪性腫瘍検索は DM 診断時にまず行うが，特に高率に合併しやすい 40 歳以上の抗 TIF1γ 抗体陽性例では，DM 発症前後 3 年での悪性腫瘍発生と関連が強いため，DM 発症から 3 年間は特に注意して観察する必要がある[10]．

4．血液検査

血液検査では，DM の診断・病勢評価に直結する項目と，全身性炎症や他の膠原病に関する項目，さらに悪性腫瘍に関連する項目まで，症例に応じて見落としがないように行う．普段行っている検査項目に関して表1に記載する．主要なものでは，炎症や全身性の評価として一般的な末梢血・生化学検査（肝腎機能・電解質），CRP や赤沈，筋炎の評価として筋原性酵素（CK，CK-MB，アルドラーゼ，ミオグロビン，心筋トロポニン），間質性肺炎の評価として KL-6，フェリチン，LDHなどがある．また，自己抗体は DM の診断や臨床型分類に重要である．抗核抗体（ANA）を基本として，後述する筋炎特異的・関連自己抗体を症例に合わせて測定する．また，多くはステロイドや免疫抑制剤を使用するため，グルコースや HbA1cのほか，感染症関連のスクリーニング採血（HBV関連抗体，T-SPOT，β-D グルカンなど）も重要である

自己抗体による臨床像の相違

DM 診療において自己抗体による病型分類は極めて有用である．現在，保険診療として ELISA 法で測定できる筋炎特異的自己抗体は，抗 MDA5抗体，抗 TIF1γ 抗体，抗 Mi-2 抗体，抗 ARS 抗体（抗 Jo-1 抗体含む）があり，現時点で保険未収載のものに，抗 NXP-2 抗体，抗 SAE 抗体がある．これらの抗体のほとんどは同時に陽性にならない．また，筋炎関連自己抗体としては，抗 SS-A抗体や抗 U1-RNP 抗体などがあり，これらが単独陽性となる DM も存在する．

抗 MDA5 抗体と抗 ARS 抗体は細胞質抗体であるため，ANA は陰性か，ANA 弱陽性（細胞質型）として報告されやすい．一方，抗 Mi-2 抗体は，ANA は高力価となる．また，抗 TIF1γ 抗体を

ELISA 法で測定する場合，抗 Mi-2 抗体と交差反応を示すことがあるため注意が必要である．つまり，高力価の抗 Mi-2 抗体が陽性の場合，抗 TIF1γ 抗体も偽陽性になることがあるため，抗 TIF1γ 抗体が陽性であった場合には，抗 Mi-2 抗体の陰性を確認する必要がある[11]．

1．抗 TIF1γ 抗体

抗原は transcriptional intermediary factor 1γ であり，TRIM スーパーファミリーに属する．若年性 DM の約 30％，成人の約 20％で陽性となり，特に 40 歳以上の成人では 44～71％に悪性腫瘍が合併する．DM の中で最も悪性腫瘍に関連の強い自己抗体である．筋症状は約 70％に生じ比較的軽症だが，嚥下障害の合併は多く治療に難渋する．間質性肺炎の合併は少ない．皮膚症状は，暗紅色で丘疹性が強く，痂皮や紫斑を伴うような DM に特徴的な皮疹が，体幹を含め広範囲に比較的強く出現し，強い瘙痒を伴う．

2．抗 MDA5 抗体

ADM 患者が多く，急速進行性間質性肺炎との関連が強い．早期診断・早期治療が予後に大きく影響するため，皮膚症状から DM を疑い，進行性の肺病変を見つける必要があり，皮膚科医が重要な役割を担う．ゴットロン丘疹/徴候やヘリオトロープ疹など典型的な皮疹を伴いやすく，血管障害の強い暗紫紅色斑を生じる．逆ゴットロン徴候や，潰瘍を伴う皮疹の存在は，急速進行性間質性肺炎の強いリスク因子である．抗 MDA5 抗体価は，病勢や治療反応性と相関することが報告されている．

3．抗 Mi-2 抗体

主要な抗原は Mi-2β で，nucleosome remodeling and deacetylase（NuRD）complex の主要なサブユニットである．ANA では高力価となる．同抗体陽性例では，典型的な DM 皮疹を伴い，爪上皮出血点の頻度も高い．CK は DM の中でも高値となり筋症状は強いが，治療反応性は良く，間質性肺炎の合併は少ない．

4．抗 ARS 抗体

アミノアシル tRNA 合成酵素である ARS は，現在までに 8 種類報告されており，保険収載されている ELISA 法による抗 ARS 抗体は，Jo-1，PL-7，PL-12，EJ，KS の 5 種類の抗原を認識する．抗 ARS 抗体陽性例は，抗合成酵素抗体症候群（ASS）と呼ばれる共通の特徴（発熱，約 90％に間質性肺炎，多関節炎，レイノー現象，筋炎，メカニックスハンド）を呈しやすく，一般的な DM とは病態が異なる可能性が示唆されている．抗 ARS 抗体陽性 DM では，顔面の皮疹は少なくゴットロン徴候/丘疹などの皮疹も角化がメインで赤みが少ない．皮疹は軽症が多く，間質性肺炎や筋炎のマネージメントが重要となる．

5．抗 SAE 抗体

抗原は small ubiquitin-like modifier activating enzyme であり，検出頻度は約 3％と少ない．抗 SAE 抗体陽性 DM では，広範で重篤な皮膚症状が特徴的で，ときに紅皮症を呈し，治療に難渋する．皮膚症状に遅れて筋炎が出現し，重度の嚥下障害を伴う例も珍しくない．間質性肺炎を約 35％で認めるが軽症が多い．

6．抗 NXP-2 抗体

抗原は nuclear matrix protein 2 であり，ANA としては，斑紋型で低力価となるか，陰性となることもある．若年性皮膚筋炎で高頻度（約 20％）に認められ，成人では約 2～18％で検出される．成人例では，悪性腫瘍合併率が比較的高く，間質性肺炎の合併は少ないという点で，抗 TIF1γ と類似する．皮膚所見としては皮下石灰化を伴いやすく，また顕著な四肢末梢の浮腫を認めることもある．筋炎は比較的重篤で，筋病理では DM に典型的な PFA を伴いやすい．DM の典型的な皮疹を欠き，筋病理で PFA を認める DM sine dermatitis もある[12]．

まとめ

DM は皮膚科医にとって身近な膠原病である．皮疹から DM を疑い，その多彩な臨床像から，臨

床病型を反映する自己抗体の予想をしつつ，筋炎，間質性肺炎，悪性腫瘍などの精査を速やかに行う．迅速かつ的確な早期診断・早期加療は予後改善につながる．

引用文献

1) Lundberg IE, Tjärnlund A, Bottai M, et al：2017 European League Against Rheumatism/American College of Rheumatology Classification Criteria for Adult and Juvenile Idiopathic Inflammatory Myopathies and Their Major Subgroups. *Ann Rheum Dis*, **76**：1955-1964, 2017.
2) 山口由衣：5章皮膚筋炎/皮疹の理解　皮膚症状．皮膚科ベストセレクション　皮膚科膠原病　皮疹から全身を診る（藤本　学編），中山書店，pp. 265-271，2021.
3) Okiyama N, Yamaguchi Y, Kodera M, et al：Distinct Histopathologic Patterns of Finger Eruptions in Dermatomyositis Based on Myositis-Specific Autoantibody Profiles. *JAMA Dermatol*, **155**：1080-1082, 2019.
4) Mugii N, Hasegawa M, Matsushita T, et al：Association between nail-fold capillary findings and disease activity in dermatomyositis. *Rheumatology*(*Oxford*), **50**：1091-1098, 2011
5) Inoue S, Okiyama N, Shobo M, et al：Diffuse erythema with 'angel wings' sign in Japanese patients with anti-small ubiquitin-like modifier activating enzyme antibody-associated dermatomyositis. *Br J Dermatol*, **179**：1414-1415, 2018.
6) Narang NS, Casciola-Rosen L, Li S, et al：Cutaneous ulceration in dermatomyositis：association with anti-melanoma differentiation-associated gene 5 antibodies and interstitial lung disease. *Arthritis Care Res*(*Hoboken*), **67**：667-672, 2015.
7) Ishigaki K, Maruyama J, Hagino N, et al：Skin ulcer is a predictive and prognostic factor of acute or subacute interstitial lung disease in dermatomyositis. *Rheumatol Int*, **33**：2381-2389, 2013.
8) Wolstencroft PW, Rieger KE, Leatham HW, et al：Clinical factors associated with cutaneous histopathologic findings in dermatomyositis. *J Cutan Pathol*, **46**：401-410, 2019.
9) Uruha A, Nishikawa A, Tsuburaya RS, et al：Sarcoplasmic MxA expression：A valuable marker of dermatomyositis. *Neurology*, **88**：493-500, 2017.
10) Oldroyd A, Sergeant JC, New P, et al：The temporal relationship between cancer and adult onset anti-transcriptional intermediary factor 1 antibody-positive dermatomyositis. *Rheumatology*(*Oxford*), **58**：650-655, 2019.
11) Fujimoto M, Murakami A, Kurei S, et al：Enzyme-linked immunosorbent assays for detection of anti-transcriptional intermediary factor-1 gamma and anti-Mi-2 autoantibodies in dermatomyositis. *J Dermatol Sci*, **84**：272-281, 2016.
12) Inoue M, Tanboon J, Hirakawa S, et al：Association of Dermatomyositis Sine Dermatitis With Anti-Nuclear Matrix Protein 2 Autoantibodies. *JAMA Neurol*, **77**：872-877, 2020.

MB Derma, 326：47-54, 2022.

◆特集／これ 1 冊！皮膚科領域における膠原病診療の極意

皮膚筋炎の治療の極意

伏田奈津美*　　松下貴史**

Key words：皮膚筋炎(dermatomyositis)，筋炎特異的自己抗体(myositis-specific autoantibody)，治療(treatment)，間質性肺疾患(interstitial lung disease)，悪性腫瘍(malignancy)

Abstract　皮膚筋炎に特異的に検出される自己抗体には，抗 Jo-1 抗体をはじめとする抗 ARS 抗体のほか，抗 MDA5 抗体，抗 TIF1-γ 抗体，抗 Mi-2 抗体などがある．各抗体によって臨床症状や経過，予後などが異なるため，抗体別の治療方針を理解しておくことは重要である．また，近年皮膚筋炎の治療は目覚ましい発展がみられており，ヤヌスキナーゼ阻害薬や血漿交換，抗 CD20 抗体など多くの新規治療の有効性が報告されている．今回我々は自己抗体別の治療法を主に，新規治療にも触れて解説する．

はじめに

　多発性筋炎/皮膚筋炎(polymyositis/dermatomyositis：以下，PM/DM)は，主に体幹や四肢近位筋，頸筋，咽頭筋などの筋力低下をきたす自己免疫性の炎症性筋疾患で，定型的な皮疹を伴うものを DM と呼ぶ．DM は皮膚症状，筋症状以外に間質性肺疾患(interstitial lung disease：以下，ILD)，悪性腫瘍を合併することがあり，関節炎の頻度も高い．

　近年，DM では自己抗体が 75% 以上と高率に陽性になり，さらにそれぞれの自己抗体と臨床症状が密接に相関することが明らかになってきた(表1)．そのため抗体によるサブセット分類は，経過の予測や治療方針の決定に極めて有用である．本稿では，自己抗体別の DM 治療について主に解説する．さらに最後に，新規治療についても概説する．

抗体別治療のポイント

1．抗 ARS 抗体

　抗アミノアシル tRNA 合成酵素(aminoacyl tRNA synthetase：以下，ARS)抗体は DM の約20% に検出される(小児では稀)．抗 ARS 抗体陽性患者では筋炎，ILD，発熱，関節炎，レイノー現象など共通した臨床症状を認めることより，"抗 ARS 抗体症候群" と呼ばれる[1)2)]．抗 ARS 抗体陽性患者では筋炎も ILD も慢性に経過し再燃しやすい特徴を有している．したがって，抗 ARS 抗体陽性例ではいかに長期にわたって寛解を維持できるか，呼吸機能や筋力を温存し良好な ADL を保てるかが治療目標となる．そのためにはなるべく早期からタクロリムスなどの免疫抑制薬を併用し継続することでステロイド漸減と予後の改善を図ることが期待される．また，進行性線維化を伴う ILD(progressive fibrosing-ILD：以下，PF-ILD)に対し 2020 年 5 月よりニンテダニブが保険適用となった．抗炎症治療を含めた適切な治療を行っても進行を示す特発性肺線維症以外の PF-ILD に対する抗線維化薬の効果を検証した INBUILD 試験において，ニンテダニブはプラセボと比較して年間の %FVC 低下を有意に抑制することが実

*　Natsumi FUSHIDA，〒920-8641 金沢市宝町13-1　金沢大学皮膚科学教室，医員
**　Takashi MATSUSHITA，同，教授

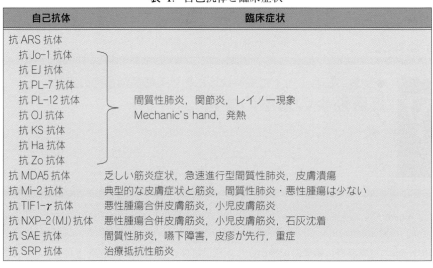

表 1. 自己抗体と臨床症状

自己抗体	臨床症状
抗 ARS 抗体	
抗 Jo-1 抗体	
抗 EJ 抗体	
抗 PL-7 抗体	
抗 PL-12 抗体	間質性肺炎，関節炎，レイノー現象
抗 OJ 抗体	Mechanic's hand，発熱
抗 KS 抗体	
抗 Ha 抗体	
抗 Zo 抗体	
抗 MDA5 抗体	乏しい筋炎症状，急速進行型間質性肺炎，皮膚潰瘍
抗 Mi-2 抗体	典型的な皮膚症状と筋炎，間質性肺炎・悪性腫瘍は少ない
抗 TIF1-γ 抗体	悪性腫瘍合併皮膚筋炎，小児皮膚筋炎
抗 NXP-2(MJ) 抗体	悪性腫瘍合併皮膚筋炎，小児皮膚筋炎，石灰沈着
抗 SAE 抗体	間質性肺炎，嚥下障害，皮疹が先行，重症
抗 SRP 抗体	治療抵抗性筋炎

証されており[3]，ニンテダニブは抗 ARS 抗体症候群の ILD に対して良い適応と考えられる．

2．抗 MDA5 抗体

抗 MDA5 抗体は，DM の約 25％に検出され，小児 DM（Juvenile DM：以下，JDM）でも約 7％に検出される．本抗体で特に重要な点は，急速進行性間質性肺疾患（rapidly progressive-ILD：以下，RP-ILD）を高率（約 80％）に合併することである[4]．そのため，致死率は 50〜70％と報告されており，DM の他の抗体と比べ，最も予後不良の抗体である[4]．国内 44 施設での多変量解析の結果，多発性筋炎・皮膚筋炎関連 ILD の予後不良因子として，「60 歳以上」，「抗 MDA5 抗体陽性」，「CRP≧1.0 mg/dL」，「SpO₂<95％」の 4 つが同定された[5]．なかでも「抗 MDA5 抗体陽性」のハザード比が最も大きく，予後に与える影響が強いことが明らかとなっている．したがって，発症早期での病勢コントロールが予後に直結するため，RP-ILD を合併する抗 MDA5 抗体陽性 DM に対しては，診断後速やかに強力な 3 剤併用療法（大量ステロイド，タクロリムス，シクロホスファミドパルス療法）が必要である[6]．

また，強力な免疫抑制療法によっても病勢コントロールが困難な症例は，従来では救命が極めて困難であったが，血液吸着療法，血漿交換療法，体外式膜型人工肺，肺移植などにより救命し得た報告がなされている．さらに，近年の生物学的製剤の登場・普及によって救命率の大幅な改善が強く期待されるようになった．これらの報告をふまえて Romero-Bueno らにより治療方針の提唱がなされている[7)8]（図 1）．

また病勢の低下とととともに抗 MDA5 抗体価が低下し，抗体価の再上昇とともに ILD の再燃を認めることより，抗体価が病勢を反映することが示されている[9]（図 2）．抗体価の継時的な測定は予後予測や疾患活動性，治療反応性を測るうえで非常に有用である．

3．抗 TIF1-γ 抗体

抗 TIF1-γ 抗体は DM の約 30％に検出され[10)11]，JDM でも約 25％に検出される[11]．本抗体陽性の皮膚症状は，広範囲で激しいのが特徴である．成人例の約 50〜75％に悪性腫瘍の合併を認め，その一方で，ILD は通常認めない．また，JDM では，悪性腫瘍の合併は通常認めない．

治療は，悪性腫瘍を合併した場合は，悪性腫瘍の治療が優先される．理由として ① 悪性腫瘍合併筋炎では，腫瘍の進展と筋炎の病勢に相関がみられる症例や，腫瘍の治療により筋炎の治療反応性が増したと考えられる症例の報告があること，② 手術・化学療法の際にステロイドによる創傷治癒遅延・感染症の影響を検討する必要がでてくること，③ 免疫抑制薬が悪性腫瘍の進展に影響を与

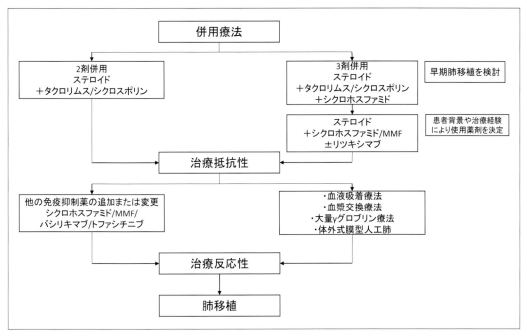

図 1. 抗 MDA5 抗体陽性 RP-ILD の初期治療アルゴリズム

（文献 8 より引用）

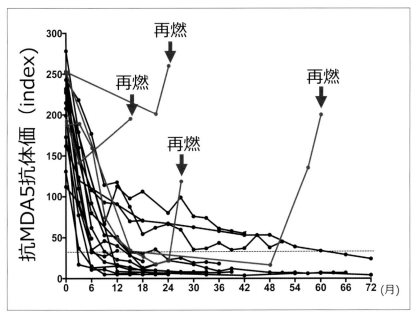

図 2. 抗 MDA5 抗体価は病勢を反映する
治療により抗 MDA5 抗体価の低下がみられた．4 例で抗 MDA5 抗体価の
再上昇とともに間質性肺疾患の再燃を認めた．

（文献 9 より引用改変）

える可能性があることなどが挙げられる．筋炎の治療は，中等量〜高用量のステロイド内服から開始し，治療抵抗性であれば免疫抑制薬や大量γグロブリン療法（intravenous immunoglobulin：以下，IVIg）を併用する．特に嚥下障害に IVIg が有効である．

抗 TIF1-γ 抗体陽性 DM においても抗 MDA5 抗体陽性 DM と同様，抗体価が病勢を反映する可

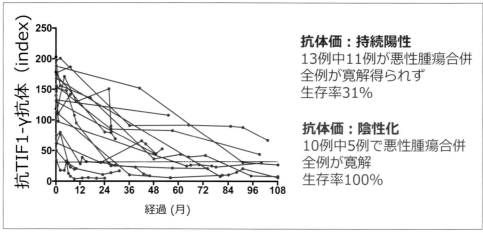

図 3. 抗 TIF1-γ 抗体価は病勢を反映する
経過で皮疹や筋炎が消失した患者全てにおいて抗体価が陰転化していた.
(文献 12 より引用改変)

能性が示唆されている[12]（図3）.

4．抗 Mi-2 抗体

抗 Mi-2 抗体は DM の約 10％に検出され, JDM でも約5％に検出される. 抗 Mi-2 抗体陽性例のほとんどは, 定型的な皮疹をもつ DM で, 悪性腫瘍・ILD の合併は稀で, 治療にもよく反応し予後が良好なサブセットである[13]. 治療はステロイド内服から開始し, 治療抵抗性であれば免疫抑制薬や IVIg を併用する.

5．抗 NXP-2 抗体

抗 NXP-2 抗体は DM の約 10％に検出され, JDM でも約 20％に検出される. 本抗体陽性 DM の臨床像としては筋炎症状が強く[14], 嚥下障害を高率に認めることが特徴である[15]. さらに成人において悪性腫瘍を約 20〜30％に合併する（抗 TIF1-γ 抗体ほど高率ではないが留意が必要である）. JDM では, 悪性腫瘍の合併は通常認めない. また JDM の特徴の 1 つである石灰沈着を高率に伴う. 治療は抗 TIF1-γ 抗体陽性 DM に準じ, 悪性腫瘍を合併した場合は, 悪性腫瘍の治療を優先する.

6．抗 SAE 抗体

抗 SAE 抗体は DM の約 5％に検出され, JDM では稀である. 本抗体陽性 DM の臨床像としては皮膚症状が先行・重症であることが多く, 顕著な嚥下障害を認めることがある[16]. 約 20％に悪性腫瘍を合併する[16][17]. また ILD も合併することがあ

るが, 一般的に軽症で, 治療反応性が良好である.

抗体の検出方法

抗体の検出方法を図 4 に示す. 免疫沈降法を用いれば全ての自己抗体を測定可能だが, 手技が煩雑であるため施行できるのが一部の施設に限られている. また, 結果判明までに期間を要する（保険適用外）. 抗 MDA5 抗体, 抗 ARS 抗体, 抗 TIF1-γ 抗体, 抗 Mi-2 抗体の 4 抗体は ELISA でも検出可能であり, 結果判明まで 2〜4 日と早い. しかし, 抗 ARS 抗体のうち抗 OJ 抗体, 抗 Zo 抗体, 抗 Ha 抗体は ELISA では検出できない点に留意が必要である. また, 2021 年 12 月に開始された A-Cube という全身性強皮症と皮膚筋炎・多発性筋炎に関連する自己抗体測定サービスを用いれば, 抗 MDA5 抗体以外の 5 つの自己抗体が測定可能となる（保険適用外, 10 営業日で結果報告可能）.

各治療法について

1．ステロイド

筋肉痛, 筋力低下などの筋炎症状が問題となる場合, ステロイドの全身投与が第 1 選択となる. 慣習的に体重 1 kg あたりプレドニゾロン 0.75〜1 mg/日で治療が開始されることが多いが, 免疫抑制薬を併用することでステロイドの初期量を減らしたり, 減量速度を早めたりすることも可能である.

抗 SRP 抗体陽性例では, 組織学的に炎症が乏し

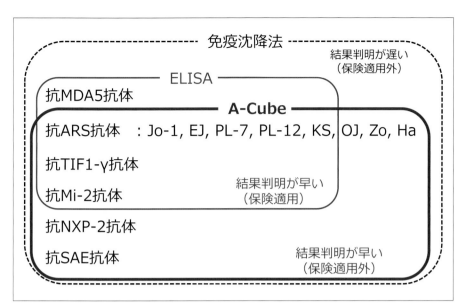

図 4. 自己抗体の検出方法

い壊死性筋炎を特徴とし，ステロイドの効果が乏しいことが報告されている[18]．

2．免疫抑制薬

ステロイドに治療抵抗性の筋炎では，免疫抑制薬の併用が推奨される．また，長期間のステロイド投与は骨粗鬆症や二次性糖尿病，易感染状態，ステロイドミオパチーなどさまざまな副作用を生じる可能性があるため，ステロイドを早く減量する目的で免疫抑制薬が併用されることがある．アザチオプリン，メトトレキサート(保険適用外)，タクロリムス，シクロスポリンA(保険適用外)，ミコフェノール酸モフェチル(保険適用外)，シクロホスファミドなどが使用されている．

3．大量γグロブリン療法

筋炎再燃もしくは重症筋炎に対して IVIg の有効性は多数報告されている[19)20]．また，ILD 合併筋炎や嚥下障害を呈する筋炎についても，IVIg の有効性が報告されている[21)22]．本邦では入院して5日間，点滴で投与する．実際の投与回数は筋炎の重症度により調整する．

皮膚症状に対する治療

皮膚症状だけの場合は，軽症であればステロイドの外用やかゆみに対しての抗ヒスタミン薬内服でよいが，皮膚症状が顕著な場合はジアフェニル

スルホン，IVIg，メトトレキサート，ミコフェノール酸モフェチル，シクロスポリンA，タクロリムス(いずれも保険適用外)による全身療法を考慮する[23]．DM ではループスと同等の光線過敏症が報告されており，顔面や前頸部などに紅斑を有する場合は，念のため日光曝露に注意してサンスクリーンの使用を促す．初回精査時に皮膚症状のみであっても，経過でILD や悪性腫瘍を合併することがあるため，注意深い経過観察が必要である．

石灰沈着に対する治療

石灰沈着は，筋症状や全身症状の軽快後にも残存したり増悪したりすることのある皮膚症状である．JDM で特に多い．皮膚・皮下組織，筋内，あるいは筋膜面に沿って生じ，局所の感染・疼痛や関節拘縮とそれに伴う機能障害の原因となる．治療には低用量ワルファリン，ジルチアゼム塩酸塩，水酸化アルミニウム，ビスホスホネート，プロベネシド，IVIg(いずれも保険適用外)の有用性が報告されているが，効果が限定的なことが多い．外科的切除も選択肢になる．

リハビリテーション

DM の筋症状では四肢近位筋・体幹筋の筋力低下がみられ，ADL では起居，起立，階段昇降など

が困難となる．また嚥下障害も注意すべき症状である．薬物治療と並行した早期からのリハビリテーションは，機能障害を軽減しADLの改善に役立つ．筋力強化はその開始時期について明確なコンセンサスは得られていないが，一般的に無治療で筋原性酵素が異常値の時期には行わず，治療が開始され筋原性酵素の低下がみられる時期から開始する[24]．筋症状がある場合，筋の短縮や伸長痛により四肢の可動域制限をきたす場合があり，この場合ストレッチ運動が有効である．ストレッチ運動は薬物治療前でも弊害はみられない[24]．その他，機能障害に応じ嚥下訓練や呼吸訓練などを行う．

新規治療

1．ヤヌスキナーゼ阻害薬

DM患者の筋肉，皮膚，および血液ではⅠ型インターフェロンにより誘導される遺伝子群の発現が増加していることが報告されている[25~27]．さらには，Ⅰ型インターフェロンの下流シグナルを遮断するヤヌスキナーゼ阻害薬（Janus kinase inhibitor：JAKi）が難治性DMに有用であるとの報告が相次いでおり[28]，米国にてトファシチニブの臨床試験も開始されている（NCT03002649）．

2．血漿交換

抗MDA5抗体陽性DMに対し血漿交換（plasma exchange：PE）の有効性を示す報告が散見されている[29)~31)]．PEが奏功する機序としては抗MDA5抗体と炎症性サイトカイン除去によるものと推測され，PEにより抗体価が低下したとの報告がある[32]．今後さらなる症例の蓄積が望まれる．

3．抗CD20抗体

Heらによるシステマティックレビューによると，リツキシマブは抗MDA5抗体陽性RP-ILDの35例に使用され71%で有効であった．また，半数以上に皮膚症状の改善も認めた[33]．抗MDA5抗体陽性DMの病態にB細胞が関与していることが示唆されており，さらなる症例の蓄積が望まれる．

まとめ

DMの治療に関しては，これまで予後不良であった抗MDA5抗体陽性DMにおいて早期の強力な免疫抑制療法（高用量ステロイド，タクロリムス，シクロホスファミドパルス療法の3剤併用）により予後を劇的に改善させることが可能となった．さらに大量γグロブリン療法が保険適用となったことも筋炎の治療において大きな意義がある（特に嚥下障害を伴った例に有効）．このように近年，皮膚筋炎の診断・治療は目覚ましい発展がみられている．

文　献

1) Targoff IN：Laboratory testing in the diagnosis and management of idiopathic inflammatory myopathies. *Rheum Dis Clin North Am*, **28**(4)：859-890, viii, 2002.

2) Matsushita T, Hasegawa M, Fujimoto M, et al：Clinical evaluation of anti-aminoacyl tRNA synthetase antibodies in Japanese patients with dermatomyositis. *J Rheumatol*, **34**(5)：1012-1018, 2007.

3) Flaherty KR, Wells AU, Cottin V, et al：Nintedanib in Progressive Fibrosing Interstitial Lung Diseases. *N Engl J Med*, **381**(18)：1718-1727, 2019.

4) Sato S, Hirakata M, Kuwana M, et al：Autoantibodies to a 140-kd polypeptide, CADM-140, in Japanese patients with clinically amyopathic dermatomyositis. *Arthritis Rheum*, **52**(5)：1571-1576, 2005.

5) Sato S, Matsui K, Nishina N, et al：Initial predictors of poor survival in myositis-associated interstitial lung disease：a multicentre cohort of 497 patients. *Rheumatology*(*Oxford*), **57**：1212-1221, 2018.

6) Tsuji H, Nakashima R, Hosono Y, et al：Multicenter Prospective Study of the Efficacy and Safety of Combined Immunosuppressive Therapy with High-Dose Glucocorticoid, Tacrolimus, and Cyclophosphamide in Interstitial Lung Diseases Accompanied by Anti-Melanoma Differentiation-Associated Gene 5-Positive Dermato-

myositis. *Arthritis Rheumatology* (*Hoboken, NJ*), **72**(3)：488-498, 2020.

7) Romero-Bueno F, del Campo PD, Trallero-Araguas E, et al：Recommendations for the treatment of anti-melanoma differentiation associated gene 5-positive dermatomyositis-associated rapidly progressive interstitial lung disease. *Semin Arthritis Rheum*, **50**：776-790, 2020.

8) 細野祐司：抗 MDA 抗体. 皮膚科 膠原病 皮疹から全身を診る（藤本　学編），中山書店, pp. 310-313, 2021.

9) Matsushita T, Mizumaki K, Kano M, et al：Antimelanoma differentiation-associated protein 5 antibody level is a novel tool for monitoring disease activity in rapidly progressive interstitial lung disease with dermatomyositis. *Br J Dermatol*, **176**(2)：395-402, 2017.

10) Kaji K, Fujimoto M, Hasegawa M, et al：Identification of a novel autoantibody reactive with 155 and 140 kDa nuclear proteins in patients with dermatomyositis：an association with malignancy. *Rheumatology* (*Oxford*), **46**(1)：25-28, 2007.

11) Targoff IN, Mamyrova G, Trieu EP, et al：A novel autoantibody to a 155-kd protein is associated with dermatomyositis. *Arthritis Rheum*, **54**(11)：3682-3689, 2006.

12) Shimizu K, Kobayashi T, Kano M, et al：Anti-transcriptional intermediary factor 1-γ antibody as a biomarker in patients with dermatomyositis. *J Dermatol*, **47**(1)：64-68, 2019.

13) Komura K, Fujimoto M, Matsushita T, et al：Prevalence and clinical characteristics of anti-Mi-2 antibodies in Japanese patients with dermatomyositis. *J Dermatol Sci*, **40**(3)：215-217, 2005.

14) Ichimura Y, Matsushita T, Hamaguchi Y, et al：Anti-NXP2 autoantibodies in adult patients with idiopathic inflammatory myopathies：possible association with malignancy. *Ann Rheum Dis*, **71**(5)：710-713, 2012.

15) Albayda J, Pinal-Fernandez I, Huang W, et al：Antinuclear Matrix Protein 2 Autoantibodies and Edema, Muscle Disease, and Malignancy Risk in Dermatomyositis Patients. *Arthritis care Research*, **69**(11)：1771-1776, 2017.

16) Fujimoto M, Matsushita T, Hamaguchi Y, et al：Autoantibodies to small ubiquitin-like modifier

activating enzymes in Japanese patients with dermatomyositis：comparison with a UK Caucasian cohort. *Ann Rheum Dis*, **72**(1)：151-153, 2013.

17) Betteridge ZE, Gunawardena H, Chinoy H, et al：Clinical and human leucocyte antigen class Ⅱ haplotype associations of autoantibodies to small ubiquitin-like modifier enzyme, a dermatomyositis-specific autoantigen target, in UK Caucasian adult-onset myositis. *Ann Rheum Dis*, **68**(10)：1621-1625, 2009.

18) Suzuki S, Satoh T, Sato S, et al：Clinical utility of anti-signal recognition particle antibody in the differential diagnosis of myopathies. *Rheumatology* (*Oxford*), **47**：1539-1542, 2008.

19) Cherin P, Pelletier S, Teixeira A, et al：Results and long-term followup of intravenous immunoglobulin infusions in chronic, refractory polymyositis：an open study with thirty-five adult patients. *Arthritis Rheum*, **46**：467-474, 2002.

20) Danieli MG, Malcangi G, Palmieri C, et al：Cyclosporin A and intravenous immunoglobulin treatment in polymyositis/dermatomyositis. *Ann Rheum Dis*, **61**：37-41, 2002.

21) Marie I, Menard JF, Hatron PY, et al：Intravenous immunoglobulins for steroid-refractory esophageal involvement related to polymyositis and dermatomyositis：a series of 73 patients. *Arthritis Care Res*, **62**：1748-1755, 2010.

22) Bakewell CJ, Raghu G. Polymyositis associated with severe interstitial lung disease：remission after three doses of Ⅳ immunoglobulin. *Chest*, **139**：441-443, 2011.

23) 自己免疫疾患に関する調査研究班：多発性筋炎・皮膚筋炎治療ガイドライン（多発性筋炎・皮膚筋炎分科会編）. 診断と治療社, 2015.

24) 麦井直樹：筋炎のリハビリテーション. 皮膚科 膠原病 皮疹から全身を診る（藤本　学編），中山書店, pp. 340-343, 2021.

25) Gao S, Luo H, Zhang H, et al：Using multi-omics methods to understand dermatomyositis/polymyositis. *Autoimmun Rev*, **16**：1044-1048, 2017.

26) Wong D, Kea B, Pesich R, et al：Interferon and biologic signatures in dermatomyositis skin：specificity and heterogeneity across diseases. *PLoS One*, **7**：e29161, 2012.

27) Xie S, Luo H, Zhang H, et al：Discovery of key

genes in dermatomyositis based on the gene expression omnibus database. *DNA Cell Biol*, **37**：982-992, 2018.

28) Ladislau L, Suarez-Calvet X, Toquet S, et al：JAK inhibitor improves type I interferon induced damage：proof of concept in dermatomyositis. *Brain*, **88**：1609-1621, 2018.

29) Fujita Y, Fukui S, Suzuki T, et al：Anti-MDA5 antibody-positive dermatomyositis complicated by autoimmune-associated hemophagocytic syndrome that was successfully treated with immunosuppressive therapy and plasmapheresis. *Intern Med*, **57**：3473-3478, 2018.

30) Endo Y, Koga T, Suzuki T, et al：Successful treatment of plasma exchange for rapidly progressive internal lung disease with anti-MDA5 antibody-positive dermatomyositis：A case report. *Medi-*

cine(*Baltimore*), **97**：e0436, 2018.

31) Yagishita M, Kondo Y, Terasaki T, et al：Clinically amyopathic dermatomyositis with interstitial pneumonia that was successfully treated with plasma exchange. *Intern Med*, **57**：1935-1938, 2018.

32) Abe Y, Matsushita M, Tada K, et al：Clinical characteristics and change in the antibody titers of patients with anti-MDA5 antibody-positive inflammatory myositis. *Rheumatology*, **56**：1492-1497, 2017.

33) He C, Li W, Xie Q, et al：Rituximab in the Treatment of Interstitial Lung Diseases Related to Anti-Melanoma Differentiation-Associated Gene 5 Dermatomyositis：A Systematic Review. *Front Immunol*, doi.org/10.3389/fimmu.2021.820163, 2022.

MB Derma, 326：55-61, 2022.

◆特集／これ1冊！皮膚科領域における膠原病診療の極意

エリテマトーデスの診断の極意

濱口儒人*

Key words：皮膚エリテマトーデス(cutaneous lupus erythematosus：CLE)，全身性エリテマトーデス(systemic lupus erythematosus：SLE)，急性皮膚エリテマトーデス(acute cutaneous lupus erythematosus：ACLE)，亜急性皮膚エリテマトーデス(subacute cutaneous lupus erythematosus：SCLE)，円板状ループス(discoid lupus erythematosus：DLE)，分類基準(classification criteria)

Abstract　エリテマトーデスでは，急性皮膚エリテマトーデス，亜急性皮膚エリテマトーデス，円板状エリテマトーデスなどの特異性の高い皮疹だけではなく，脱毛やレイノー現象，リベドなどの非特異的な皮疹もみられる．顔面や手指といった露光部に好発し，一般的には痒みを伴わない．エリテマトーデスは皮膚のみに症状がみられる皮膚エリテマトーデスと全身性エリテマトーデスに大別される．臨床的意義という観点からは，全身性エリテマトーデスの疾患活動性を反映する皮疹は活動性マーカーとして有用である．エリテマトーデスの皮膚症状は多彩であり，それぞれの皮疹の臨床的意義を理解することが実地臨床では重要である．

はじめに

　エリテマトーデスは皮膚エリテマトーデス(cutaneous lupus erythematosus：CLE)と全身性エリテマトーデス(systemic lupus erythematosus：SLE)に大別される．CLEの皮疹がSLEでみられることが多いが，SLEを伴わない皮膚病変のみのこともある．例えば，円板状ループス(discoid lupus erythematosus：DLE)はSLE患者の皮膚症状としてみられる以外に，全身症状を伴わないことがある．エリテマトーデスの皮膚病変は顔面や手指など紫外線の影響を受けやすい露光部に好発し，痒みを伴わないことが多い．本稿ではエリテマトーデスでみられる皮疹について，臨床的意義を中心に解説する．

エリテマトーデスでみられる皮疹の分類

　エリテマトーデスでみられる皮疹は，経過，特異性，活動性から分類される(図1)．経過からは，急性皮膚エリテマトーデス(acute CLE：ACLE)，亜急性皮膚エリテマトーデス(subacute CLE：SCLE)，慢性皮膚エリテマトーデス(chronic CLE：CCLE)に分類される．ACLEには頬部紅斑，水疱性ループス，斑状丘疹状ループス皮疹，光線過敏性ループス皮疹がある．CCLEにはDLE，肥厚性ループス，ループス脂肪織炎(深在性ループス)，粘膜ループス，凍瘡状ループス，lupus tumidusが含まれる．

　ACLE，SCLE，CCLEはSLEに対する特異性が高い．一方で，SLEではしばしば非特異的な皮疹もみられる．非特異的皮疹には，粘膜潰瘍(口腔および鼻咽喉)，非瘢痕性脱毛，レイノー現象，リベド(網状皮斑)，蕁麻疹様紅斑，蕁麻疹様血管炎，血管炎型皮疹，石灰沈着などがある．抗リン脂質抗体症候群による皮膚潰瘍・壊疽や，高ガンマグ

* Yasuhito HAMAGUCHI, 〒920-8641 金沢市宝町13-1　金沢大学医薬保健研究域医学系皮膚分子病態学，准教授

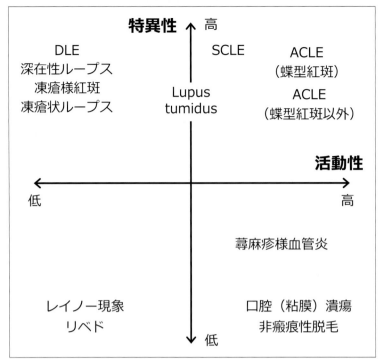

図 1. 疾患活動性，特異性から分類した SLE でみられる皮疹
ACLE：acute cutaneous lupus erythematosus, SCLE：subacute cutaneous lupus erythematosus, DLE：discoid lupus erythematosus

ロブリン血症，クリオグロブリン血症，血小板減少性紫斑病による紫斑がみられることがある．

SLE の疾患活動性を反映する皮疹には，ACLE，非瘢痕性脱毛，粘膜潰瘍，蕁麻疹様血管炎などがある．SCLE や lupus tumidus も SLE の疾患活動性を反映することがある．

皮疹の診断と SLE の分類基準

エリテマトーデスの皮疹を見逃さないためには，エリテマトーデスを含む膠原病を鑑別に入れて診療を行うことが重要である．特に露光部に皮疹が分布している場合や複数の部位に皮疹がみられる場合，薬疹や感染症とともに膠原病を鑑別疾患に挙げる．皮膚生検を行う際は蛍光抗体直接法を行う．CLE と診断したらどのタイプの皮疹か，背景に SLE があるかを検討する．

SLE の診断には分類基準が参考になる．1982 年に提案された ACR 分類基準[1]では，皮膚に関連した項目として頬部紅斑，円板状皮疹，光線過敏，口腔潰瘍の 4 つが含まれていた（表 1）．2012 年の SLICC 分類基準(The systemic lupus international collaborating clinics classification criteria for systemic lupus erythematosus)[2]では，頬部紅斑と光線過敏を含む急性皮膚ループス（亜急性皮膚ループスを含む），円板状皮疹を含む慢性皮膚ループス，非瘢痕性脱毛の項目が加わった．2019 年の EULAR/ACR 分類基準[3]では亜急性皮膚ループスが急性皮膚ループスから分離され，円板状ループスと同じグループに含められた（表 1，2）．また，皮膚粘膜病変の定義に「皮膚生検が施行されている場合，典型的な組織学的所見がみられなければならない」との記載が追加された．2019 EULAR/ACR 分類基準では，SLE と分類されるには少なくとも 1 回は抗核抗体が 80 倍以上で陽性であることが必須で，抗核抗体が陽性であった場合，臨床項目 1 つを含みスコアの合計が 10 点以上で SLE と分類される．したがって，CLE の診断がなされたらまずは蛍光抗体間接法で抗核抗体をスクリーニングする．80 倍以上であれば補体価，SLE 特異的自己抗体を測定するとともに，発熱や

表 1. 分類基準に含まれる皮膚病変の変遷

1982 ACR 分類基準	2012 SLICC 分類基準	2019 EULAR/ACR 分類基準
頬部紅斑	急性皮膚ループス(亜急性皮膚ループスを含む)	急性皮膚ループス
円板状皮疹	慢性皮膚ループス	亜急性皮膚ループスまたは円板状ループス
光線過敏	口腔潰瘍	口腔潰瘍
口腔潰瘍	非瘢痕性脱毛	非瘢痕性脱毛

表 2. 2019 EULAR/ACR 分類基準

エントリー基準として，少なくとも 1 回は抗核抗体が 80 倍以上で陽性(HEp-2 細胞を用いるか，同等の検査)であることが必要.

分類基準は 7 つの臨床項目(全身症状，血液，神経精神，粘膜皮膚，漿膜，筋骨格，腎臓)と，3 つの免疫項目(抗リン脂質抗体，補体，SLE 特異的自己抗体)から構成され，臨床項目 1 つを含み点数の合計が 10 点以上で SLE と分類する. SLE 以外で説明される症状は加点しない. 症状の出現時期は問わない. 同時に出現する必要はなく，一度でも出現すれば含める. 各項目で高い方の点数を合計する.

臨床 7 項目	スコア	免疫 3 項目	スコア
全身症状		**抗リン脂質抗体**	
発熱(38.3 度を超える)	2	抗カルジオリピン抗体または抗カルジオリピン β2GPI 複合体抗体またはループスアンチコアグラント	2
血液学的所見			
白血球数低下	3		
血小板数低下	4	**補体価**	
自己免疫性溶血	4	C3 または C4 の低下	3
神経精神症状		C3 かつ C4 の低下	4
せん妄	2	**SLE 特異的自己抗体**	
精神症状	3	抗 dsDNA 抗体または抗 Sm 抗体	6
痙攣	5		
粘膜皮膚病変			
非瘢痕性脱毛	2		
口腔潰瘍	2		
亜急性皮膚ループスまたは円板状ループス	4		
急性皮膚ループス	3		
漿膜病変			
胸水または心嚢水	5		
胸水または心嚢水	6		
筋骨格病変			
関節症状	6		
腎病変			
尿タンパク(0.5 g/日以上)	4		
腎生検でクラス II または V のループス腎炎	8		
腎生検でクラス III または IV のループス腎炎	10		

＜皮膚粘膜病変の定義＞

・急性皮膚ループス:頬部紅斑(malar rash)あるいは汎発型の斑状丘疹型皮疹. 皮膚生検が施行されている場合は典型的な所見を含む(血管周囲性のリンパ球を主体とした細胞浸潤を伴う液状変性があり，しばしば真皮のムチン沈着を伴う. 初期では血管周囲性の好中球浸潤がみられることがある).

・亜急性皮膚ループス:環状あるいは鱗屑を伴う丘疹状(乾癬様)の皮疹で，通常は露光部に分布する. 皮膚生検が施行されている場合は典型的な所見を含む(血管周囲性のリンパ球を主体とした細胞浸潤を伴う液状変性があり，しばしば真皮のムチン沈着を伴う).

・円板状ループス:萎縮性瘢痕，色素脱失を伴う紅色〜紫色の皮疹で，しばしば頭部では毛包の過角化あるいは角栓を伴い瘢痕性脱毛へと進展する. 皮膚生検が施行されている場合は典型的な所見を含む(血管周囲性および/または附属器周囲のリンパ球を主体とした細胞浸潤を伴う液状変性を認める. 頭部では毛孔角化がみられることがある. 長期間経過した部位ではムチン沈着を認めることがある).

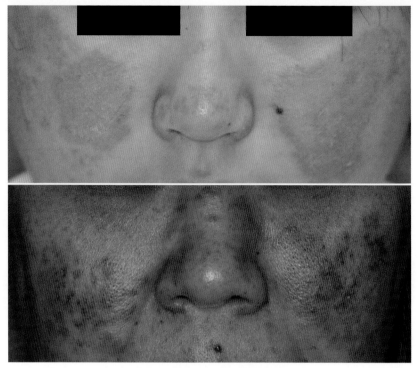

図 2. 鼻根部を跨ぐ蝶型紅斑

$\dfrac{a}{b}$

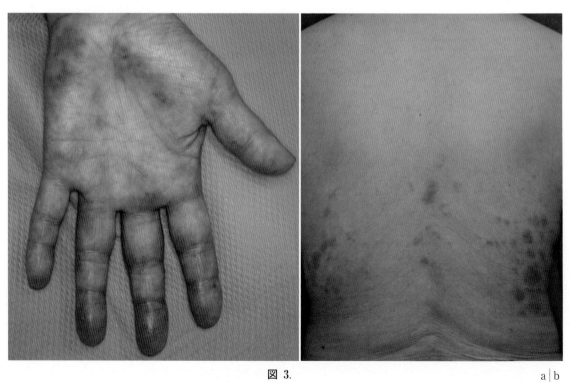

図 3.
a：手掌の滲出性紅斑
b：背部の結節性ムチン沈着症

a | b

関節痛などの全身症状，臓器病変がないか検討する．また，SLE では抗リン脂質抗体症候群を高率に合併するため，ループスアンチコアグラントの測定やリベドなど抗リン脂質抗体症候群に関連した皮疹がみられないか精査する．なお，分類基準は診断を目的としたものではなく，典型的な SLE の基準を設定することで臨床試験や臨床研究を適正に比較することが目的である．したがって，分類基準を診断目的で使用した場合，分類基準を満たしていないからといって SLE を除外できるわけではないことに留意する必要がある．また，皮疹が先行し経過で SLE に進展することがあるため，CLE と診断した症例でも SLE に関連した症状の出現がないか慎重に経過を観察する．

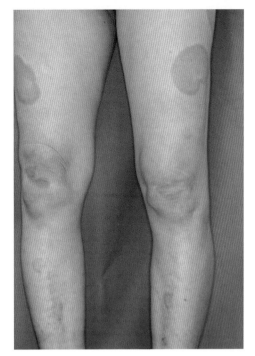

図 4. 下肢の環状型 SCLE

分類基準に含まれる，あるいは SLE に特異性の高い皮膚病変

1．ACLE

頬部紅斑は蝶型紅斑とも呼ばれ，蝶の羽を広げたような紅斑が両頬部にみられる（図2）．鼻根部を跨ぐことが特徴とされるが，鼻根部を跨がないこともある．頬部紅斑は SLE に対する特異性が高く，SLE の疾患活動性を反映し初発症状となることも多い．滲出性紅斑（図3-a）や斑状丘疹状ループスも ACLE に含まれる．結節性ムチン沈着症（nodular lupus mucinosis）は斑状丘疹状ループスの一型で上腕や背部などに生じる（図3-b）．小豆大～大豆大の紅色結節で組織学的にムチン沈着を認める．これらの皮疹は頬部紅斑と比べ SLE に対する特異性は低いが，SLE の疾患活動性を反映するという頬部紅斑と共通した臨床的意義がある．

2．SCLE

SCLE は環状型（図4）と鱗屑を伴う丘疹型（乾癬様紅斑）に大別される[4]．SCLE でみられる環状紅斑はシェーグレン症候群の環状紅斑と類似する．鱗屑を伴う丘疹型は臨床的に乾癬との鑑別が難しい．SCLE の半数程度で SLE を合併し，SLE に合併する場合は疾患活動性を反映することが多い．

3．DLE

DLE は鱗屑を伴う角化性紅斑からはじまり，病変は慢性に経過し紅斑は萎縮して瘢痕となる（萎縮性瘢痕）．顔面，被髪頭部，前腕などの露光部に好発する（図5）．顔面では，頬部，鼻背，耳朶に特にみられる．頭部に生じた場合は瘢痕性脱毛へ進展することがある．体幹を含む全身に病変が生じる汎発型は widespread DLE と呼ばれる．DLE は SLE の皮膚病変としてみられる場合と，皮膚病変のみで全身症状を伴わない場合がある．皮膚病変のみの場合は診断名が DLE になる．SLE に合併する場合は SLE の疾患活動性を反映しないことが多い．

4．凍瘡様紅斑

凍瘡様紅斑は，手足や耳などの寒冷刺激を受けやすい末梢部位に生じる浮腫状の紫紅色斑で，臨床的に凍瘡と鑑別することは困難である．凍瘡様紅斑は夏期にも持続することがある．SLE に合併する場合は SLE の疾患活動性を反映しない．

5．凍瘡状ループス（chilblain lupus）

凍瘡状ループス（chilblain lupus）は DLE 型皮疹の一型と考えられている．表皮の萎縮と角化を伴う紫紅色～暗紅色の紅斑で手指・足趾にみられ

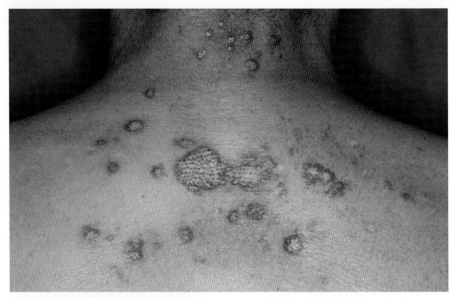

図 5. Widespread 型 DLE による後頸部, 背部の皮疹

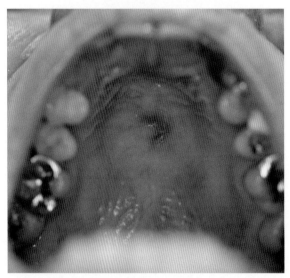

図 6. 硬口蓋の口腔潰瘍

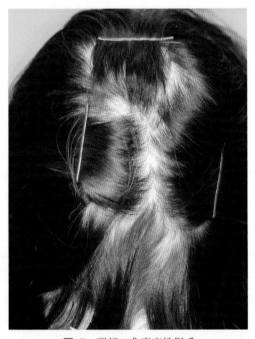

図 7. 頭部の非瘢痕性脱毛

る. 慢性に経過し, SLE の疾患活動性とは相関しない.

6. 深在性ループス(ループス脂肪織炎)

深在性ループス(lupus profundus)は皮下脂肪織の炎症を特徴する. 臨床症状は陥凹した局面を呈し, 潰瘍を形成することもある. DLE 型皮疹を伴うこともある. 顔面, 臀部, 下肢に好発する. 陥凹は不可逆的であり, 整容面が問題となる. SLE の疾患活動性と相関せずに出現することがある.

7. Lupus tumidus

Lupus tumidus は頭頸部に好発し, 光沢のある暗紫紅色〜紅色の局面で組織学的に真皮の炎症細胞浸潤とムチン沈着がみられる. SLE の疾患活動性を反映するかどうかは症例による.

8. 口腔潰瘍

口腔潰瘍は硬口蓋から軟口蓋にかけて好発する(図6). 同様の潰瘍は鼻咽頭にも生じる. 通常は

無痛性で，周囲に発赤を伴い不正形であることが多い．SLEの病勢が高い時期に出現し，疾患活動性を反映し治療とともに速やかに消退する．

9．非瘢痕性脱毛

SLEで脱毛がみられことはよく知られている．脱毛はびまん性のことが多いが部分的なこともある（図7）．SLEの疾患活動性の高い時期に出現し，可逆性である．回復は血清学的活動性や他の臓器病変より遅れることが多く，病勢がコントロールされてから2～3か月して発毛がみられることも少なくない．

SLEに非特異的だがしばしばみられる皮膚病変

1．レイノー現象

レイノー現象は寒冷刺激などにより誘発される一過性の指趾末梢の虚血性変化で，白色→紫色→赤色の3相性を呈することが多い．SLEに特異的ではなく，膠原病全般で観察される．

2．蕁麻疹様血管炎

通常の蕁麻疹は24時間以内に色素沈着を残さずに消退するが，蕁麻疹様血管炎は数日間持続し，色素沈着や紫斑を残して消退する．"血管炎"とついているが，障害された真皮の浅い毛細血管はすぐに修復されるため，組織学的に血管炎が証明されることは稀である．SLEの初発症状となり得る．SLEの疾患活動性を反映する．

3．リベド（網状皮斑）

下腿に好発する網目状の紅斑～褐色斑で潰瘍を形成することがある．末梢循環障害や血管炎など血管障害が背景にある．SLEでは抗リン脂質抗体症候群を合併する頻度が高く，リベドを伴う症例では抗リン脂質抗体症候群の精査を行う．

おわりに

SLEでは多彩な皮疹がみられ初発症状となることも多い．一方で，背景にSLEを伴わないCLEの症例もしばしば経験する．それぞれの皮疹について臨床的意義，すなわち診断に役立つ特異的な皮疹かどうか，SLEの疾患活動性を反映して活動性マーカーとなる皮疹がどうかを理解することが重要である．

参考文献

1) Hochberg MC：Updating the American College of Rheumatology revised criteria for the classification of systemic lupus erythematosus. *Arthritis Rheum*, **40**：1725, 1997.
2) Petri M, Orbai AM, Alarcon GS, et al：Derivation and validation of the Systemic Lupus International Collaborating Clinics classification criteria for systemic lupus erythematosus. *Arthritis Rheum*, **64**：2677-2686, 2012.
3) Aringer M, Costenbader K, Daikh D, et al：2019 European League Against Rheumatism/American College of Rheumatology Classification Criteria for Systemic Lupus Erythematosus. *Arthritis Rheumatol*, **71**：1400-1412, 2019.
4) 衛藤　光：エリテマトーデス皮疹のみかた. *MB Derma*, **5**：1-7, 1997.

MB Derma, **326**：62-70, 2022.

◆特集／これ1冊！皮膚科領域における膠原病診療の極意

全身性エリテマトーデスの治療の極意

小寺雅也*

Key words：グルココルチコイド（glucocorticoid），ヒドロキシクロロキン（hydroxychlorquine），免疫抑制薬（immunosuppressive agent），生物学的製剤（biological drug）

Abstract SLE（systemic lupus erythematosus）の治療では，key drug としてのグルココルチコイドに加えて，ヒドロキシクロロキンの基礎治療としての位置付けが確立され，SLE の診療ガイドライン 2019 年にも記載された．ループス腎炎に対するミコフェノール酸モフェチルが保険適用となり，生物学的製剤であるベリムマブ，アニフロルマブなど生物学的製剤も登場し，SLE 治療の新たな扉が開いた感がある．そのような治療開発も背景に DORIS, LLDAS（lupus low disease state）といった寛解を目指す臨床指標が作成され，SLE においても Treat to Target コンセプトが導入された．今後，臨床現場において我々医療者と患者と共に目標をもった治療への意識改革が必要であろう．SLE の臨床経過において，再燃を防ぎつつ，グルココルチコイドの減量，中止を目指していくことが重大な課題である．グルココルチコイド，ヒドロキシクロロキン，免疫抑制薬，生物学的製剤の使用における意義と注意点につき述べる．

全身性エリテマトーデス（systemic lupus erythematosus：SLE）の治療に際して，これまで key drug としてのグルココルチコイドに加えて，本邦においてもヒドロキシクロロキンの基礎治療としての位置付けが確立した．さらにループス腎炎に対するミコフェノール酸モフェチルが使用可能となり，生物学的製剤であるベリムマブ，アニフロルマブなど新規薬剤も登場している．また DORIS, LLDAS（lupus low disease state）といった寛解を目指す臨床指標が作成され，SLE においても Treat to Target コンセプトが導入されている．SLE の臨床経過において，いかに再燃を防ぎつつ，グルココルチコイドの減量，中止を目指していくかが重大な課題である．本稿では，コルチコステロイド，ヒドロキシクロロキン，免疫抑制薬，生物学的製剤の順に使用における意義と注意点につき述べる．

* Masanari KODERA, 〒457-8510 名古屋市南区三条 1-1-10 JCHO 中京病院皮膚科，部長/膠原病リウマチセンター長

グルココルチコイド

リウマチ性疾患や膠原病に対して免疫抑制剤や生物学的製剤の開発が進む現在においても，グルココルチコイド（GC）は，いまだ多くのリウマチ性疾患・膠原病治療の key drug である．GC の作用メカニズムはすべて解明されていないが，① 抗原のオプソニン化の減弱，② 血管内皮細胞を通じた炎症細胞の接着および浸潤の阻害，③ 細胞間のサイトカインネットワークの阻害，④ ロイコトリエンやプロスタグランディンの合成阻害，好中球スーパーオキシド産生阻害，⑤ 免疫グロブリンの産生阻害，⑥ 免疫複合体の基底膜の通過阻害，以上のように炎症および免疫のカスケードに影響を及ぼすことにより，抗炎症効果を発揮すると考えられている．

副腎皮質から分泌される内因性のヒドロコルチゾンは，上記のような抗炎症作用や血糖上昇などのグルココルチコイド作用とともに腎におけるナトリウム再吸収，カリウム排泄に関わる電解質作

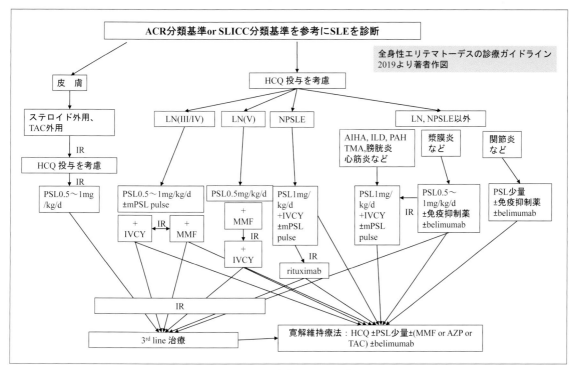

図1. SLE治療アルゴリズム

用も有する．合成ステロイド薬はグルココルチコイド作用を増強し，電解質作用を弱める努力がなされ開発されてきた．その結果，電解質作用をほとんど有さないステロイド薬が合成されるようになった．しかしながら，糖代謝・脂質代謝・蛋白代謝と抗炎症作用を分離することには成功していない．したがって，デキサメタゾンやベタメサゾンは，電解質作用を有さず，プレドニゾロンの約6倍もの強力な抗炎症作用を有するため，短期的には臨床上有効なことも多いが，糖代謝・脂質代謝・蛋白代謝に与える影響も強力であり，副作用の面で注意を要する．

1．GCの投与方法

a）経口投与

経口的にステロイド薬を投与すると，吸収率はほぼ100％であり，血中濃度も1～2時間で速やかにピークとなり，最も推奨される投与方法である．投与開始時に疾患活動性を抑制可能と考える必要十分量を投与し，徐々に減量していくのが原則である．疾患活動性を抑制し得る必要十分量に関しては，各疾患，その病態，患者の体格や年齢などを熟考したうえで，決定されなければならな

い．具体的な疾患，病態によってステロイド薬の初期必要量が目安として推奨されている（図1）．初期導入投与で，十分な抗炎症作用を期待する場合，1日投与量を3回/日に分ける連日均等分割投与が望ましい．夜間不眠が出現した際は，朝・昼の2回分割投与でもよい．初期量が20～30 mgの中等量でも分割投与が望ましい．疾患のコントロールが良好となり，減量・維持の段階になると連日朝1回投与へと移行させる．これは，GCの内因性分泌リズムに近似させる目的である．したがって，減量した結果の20～30 mgならば朝1回投与とすることも多い．減量の速度に関しては，初期投与量が中等量から大量必要で全身炎症が病態の前面となる場合では，1～2週間ごとに10～20％程度以内で減量するのが原則である．減量中に疾患の再燃がみられれば，直前の投与量へ戻す，もしくは50～100％増量して，疾患のコントロールを試み，維持量を勘案する．GCの投与休止を試みる際は，下垂体副腎系の抑制について考慮する必要がある．内因性コルチコステロイドは,1日あたりプレドニゾロン換算5 mg分泌されるので，それ以下に減量する際には，隔日投与法

を取り入れたほうが, 副腎機能の回復を図りやすい. 一旦抑制された下垂体副腎系が回復するには半年程度必要であると言われており, 血清中のACTHやコルチゾールを測定し, 参考にする.

b) 静脈内投与

経口摂取が困難な際でも, GCの投与はN-G tubeなどによる経腸的吸収が望ましいが, 嘔吐や意識障害などで投与が困難な際や, 手術時にステロイドの補充が必要な際に, 経静脈内投与が行われる. プレドニゾロンの90%は血中でアルブミンなどの蛋白と結合して存在し, 残りの10%が遊離体で薬理作用を有するが, その遊離体は肝代謝を受け速やかに血中より消失する. したがって, 経静脈内投与では血中蛋白と結合していないステロイド遊離体が増加し, ステロイドが血中より消失する割合が増加し, また消失時間が短縮する. ゆえに経静脈内投与では経口投与より投与量を多くする必要がある. どの程度の増量が必要かは成書によって異なり, 10%増～2倍増までと様々で一定に見解はない. また, 経静脈投与であっても, その効果発現までには数時間要することも注意すべき点である.

c) ステロイドパルス療法

超大量のステロイドを経静脈的投与するステロイドパルス療法は, ループス腎炎, CNSループス, 肺胞出血など重篤な臓器病変を伴い生命が危機にさらされる特定の病態に対して用いられる. 標準的にはメチルプレドニゾロン1,000 mg/日を3日間連続投与する. 500 mg/日を3日間投与するハーフパルスや, 250 mg/日を3日間投与とするミニパルスなども各疾患, 病態, 症例に応じて用いられることもある. また, 十分な効果が得られなかった場合, 数週間間隔で数回ステロイドパルス療法を繰り返すこともある. 通常, 膠原病治療では, 後療法として内服ステロイドが必要となることが多く, 30～60 mgから開始することが多い. 注意すべき副作用として, ステロイドパルス療法中に, 心不全の悪化や冠動脈疾患を有する患者の突然死や, 脳梗塞・脳出血などがあり, これは大量のステロイド投与による血管内の過凝固状態が原因の1つと考えられている. ステロイドパルス療法を行う際には, ヘパリンなどによる抗凝固療法を併用することが考慮される.

d) ステロイド離脱症候群とステロイド補充

プレドニゾロン換算5 mg以上の量のステロイド薬を長期に内服している患者が, 急に内服を中断し場合, ステロイド離脱症候群に陥ることがある. ステロイド離脱症候群とは, 視床下部-下垂体-副腎系の抑制により, 内因性コルチコステロイドの分泌が低下しているために生じ, GC中止に伴う原病の悪化とともに, 副腎不全症状(発熱・意識障害・嘔吐・低血圧・低血糖・高カリウム血症・低ナトリウム血症)を呈するものである. 日々の診療のなかで, ステロイド薬の内服の重要性および中断の危険性を教育することが最も大切であり, 患者にはある程度の予備薬を持たせることも良いだろう.

内因性コルチコステロイド増加が必要である侵襲の大きな手術時や重症感染症併発時に, 長期のGC内服患者では, 視床下部-下垂体-副腎系の抑制により, 内因性コルチコステロイドが増加せず, 副腎不全状態となることがあり, 注意を要する. ステロイドの補充療法が勧められるが, 一定の決まったガイドラインはない. 参考となるプロトコールを以下に紹介する[1]

① 軽症(表在の手術, 軽度の消耗性疾患など)では, 維持量に加えて, ヒドロコルチゾン25 mg/日を静脈投与

② 中等症(短時間の腹腔内手術, 重症の消耗性疾患, 肺炎など)では, 維持量に加えて, ヒドロコルチゾン50 mg～75 mg/日を静脈投与

③ 重症(長時間の腹腔内手術, 心臓手術, 頭蓋内手術など)では, 維持量に加えて, ヒドロコルチゾン100 mg～150 mg/日を静脈投与

④ 最重症(敗血症ショック, 重症膵炎など)では, 維持量に加えて, ヒドロコルチゾン50 mgを6時間ごとに静脈投与

2．GC の薬物相互作用

①GC の作用を減弱させる可能性のある薬剤は，抗結核薬リファンピシン，抗不安薬フェノバルビタール，抗てんかん薬フェニトインなどで，これらの薬剤の投与時はステロイドの代謝速度が速くなるため，ステロイド薬の 20〜30％程度の増量が必要と考えられている．

②GC が併用薬の作用を減弱させる可能性のあるものとして，抗凝固剤ワルファリンカリウムや，経口血糖降下剤グリクラシド，グリベンクラミドがあり，各種薬剤の増量が必要な場合がある．

③GC とシクロスポリンの併用時には，双方の血中濃度の上昇がみられることがある．したがって，疾患の維持療法中の GC の減量に伴い，減量していないはずのシクロスポリンの血中濃度も減少してしまう結果，疾患のコントロールが不良になることも考えられるため，そのような際には，シクロスポリンの血中濃度の注意深いモニターが必要である．

3．GC 投与時の注意すべき副作用

ステロイドは，頻度の高いものや低いもの，また重篤となり得るものや軽度のものまで多種様々な副作用を有する．

a）ステロイド性骨粗鬆症

GC の副作用で最も頻度の高いのが骨粗鬆症である．ステロイド投与患者の骨折率は非常に高く，長期服用者の 4 人に 1 人は骨折を経験している[2]．さらに既存の骨折がある患者では，新規骨折リスクのオッズ比が 5.2〜7.9 倍となる[3]．GC 内服開始後短時間で骨密度は減少し，骨脆弱性が発生する[4]．また少量 GC でも，椎体骨折のリスクファクターになり得る[5]．重要な点は，GC を投与する症例では骨密度を積極的に測定すること，たとえ骨密度が低くなくてもプレドニゾロン換算 5 mg/日以上使用する際にはステロイド性骨粗鬆症への対応を念頭に置くべきであるという点である．ガイドラインにも記載されているカルシウムを多く含む食品の摂取，適度な運動，禁煙などの生活指導も重要である．治療は，骨折予防・骨密度上昇作用のエビデンスが最も強いビスフォスフォネート製剤が第 1 選択であるが，消化器症状など副作用などで使用できない時は，ビスフォスフォネート製剤よりは劣るものの骨折予防効果のエビデンスを有するビタミン D_3，ビタミン K_2 製剤が第 2 選択となる．

b）糖尿病，高脂血症，高血圧

GC により，肝臓における糖新生の亢進と末梢での糖利用阻害が生じ，ステロイド糖尿病の発症や既存の糖尿病の悪化をみることがある．GC 投与に伴う食欲亢進もあるため，糖尿病のコントロールには食事指導が重要である．しかし，経口血糖降下剤やインスリン製剤を用いて血糖コントロールが必要な症例もあり，概して全身の炎症が強く疾患コントロールが不良な時は，血糖値は上昇しやすい．また，原病の疾患コントロールによるステロイドの増減に伴って血糖の変動も生ずるため注意が必要である．糖尿病，高脂血症，高血圧は複合的に動脈硬化を進展させる．カロリー制限・塩分制限といった栄養指導が最も重要であり，それらに加えて，高コレステロール血症・高トリグリセライド血症改善薬や高圧薬の併用により，心筋梗塞や脳梗塞などの血管イベント発症のリスクを軽減できると考えられている．

c）胃炎・消化性潰瘍

GC は胃酸分泌亢進，胃粘液産生低下，肉芽形成抑制，プロスタグランディン産生低下などを招くことにより，胃炎や消化性潰瘍を生じると考えられている．しかし，GC 単独投与では，消化性潰瘍の発生頻度は増加しないとする報告もある[6]．実際の臨床では，GC 投与中に胃炎や消化性潰瘍の併発が認められた場合も余程でない限り，原病の疾患コントロールのため，胃粘膜保護薬，H2 受容体拮抗薬，プロトンポンプ阻害薬を適宜使用しながら，GC 投与を継続することが少なくない．非ステロイド性消炎鎮痛剤の併用時には，さらに消化性潰瘍のリスクが高まるため，強力な抗潰瘍療法を考慮する必要がある．

d）精神症状

　中等量から大量 GC 投与時には，不眠，抑鬱，多幸感，統合失調症様症状，意識障害などの精神症状が出現し得ることに留意すべきである．不眠は，夕方の GC 内服を減量することによって軽快することもある．軽症例では，睡眠導入薬，マイナートランキライザーで対応できることもあるが，重症例では，できる限り GC 減量を試みつつ，精神科医と連携し抗精神病薬などの投与を考慮する．実際の臨床でしばしば問題となるのは，CNSループスとステロイド精神症状との鑑別であり，前者では血清中抗リボゾーマル P 抗体，髄液中インターロイキン-6，髄液中細胞数，脳波，脳 SPECT，脳 MRI などを慎重に検討する必要がある．

e）日和見感染症（易感染性）

　日和見感染症を含む易感染性は，GC の副作用の中で最も高頻度であり，しばしば重篤なものとなる．GC が有する免疫抑制作用，抗炎症作用が生体の感染防御機能を低下させ，感染症を誘発する．感染症の中で，最も高頻度の病原体は細菌であり，その中でも結核菌の占める割合は意外にも高いので注意が必要である．続いて真菌（カンジダ，アスペルギルス，クリプトコッカス，ノカルジア），原虫，ウイルスの順である．また，一般細菌の感染症は，ステロイド投与量が多いとそれに平行して感染のリスクが高まるのに対して，真菌・結核菌・原虫・ウイルスによる感染症は，長期間にわたる GC 投与の持続が特に重要とする研究もある[7]．それは長期間の GC 投与による細胞性免疫の低下と考えられている．重篤な日和見感染症はプレドニゾロン換算 20 mg/日，一般的な細菌感染症で 10 mg/日，もしくは累積量が 700 mg を越えると危険性が増加するという報告が多い．

4．妊娠時，授乳時の注意点

　SLE では女性の罹患率が高いため，妊娠・授乳中の治療に際し，注意を要することをしばしば経験する．それは，妊娠時の疾患活動性自体の変化（関節リウマチでは軽快傾向，SLE では再燃傾向を示すことが多いなど）に合わせて治療を減弱・強化しなければならないこともあること，出産・育児による身体的・精神的ストレスの増加による疾患増悪の可能性，さらに治療薬による胎児・乳児への影響などに配慮することである．妊娠および授乳中は必要最低限の薬剤の投与にとどめることは当然であるが，疾患のコントロールを図るため，リスクベネフィットを熟慮し，薬剤を選択せねばならない．GC は，動物実験で口唇・口蓋裂の発生が報告されているのみでヒトでは明らかな催奇形性は報告されていない[8]．ただし，ステロイド大量使用時に早期破水や子宮内発達遅延との可能性を指摘する報告があり，注意が必要である．特にデキサメタゾンやベタメサゾンは胎盤の 11β 脱水素酵素で代謝されないため，胎盤を通過し，胎児へ影響を及ぼす．したがって，子宮内胎児治療を必要とする場合以外は，妊婦への治療にはデキサメタゾンやベタメサゾンは避けるべきである．一方，プレドニゾロンは胎盤の 11β 脱水素酵素でほぼすべて代謝されるため，胎盤を通過しないので，プレドニゾロン 30 mg/日以下では胎児への影響はほとんどないと考えられている[8]．

　授乳期のステロイド薬の影響であるが，プレドニゾロンでは単回投与で 0.07～0.23％が母乳中へ移行するのみであるとされている[9]．プレドニゾロン 20 mg/日以下である場合は，基本的には授乳は自由に可であり，プレドニゾロン 20 mg/日以上使用時には投与後 4 時間あけて授乳するよう勧めている．なお，デキサメタゾンやベタメサゾンの母乳移行についての詳細なデータはない．一方，その他多くの免疫抑制剤は授乳禁忌である．

ヒドロキシクロロキン

　ヒドロキシクロロキン（hydroxychloroquine：HCQ）は，皮膚エリテマトーデス（cutaneous lupus erythematosus：CLE）で外用薬が効果不十分な例や SLE の皮膚症状，倦怠感などの全身症状，筋骨格系症状に対して使用される．HCQ の薬効は，主にリソソーム内への HCQ の蓄積による

pH の変化とリソソーム内の種々の機能抑制，それに伴う抗原提示の阻害，サイトカイン産生と放出の抑制，toll-like receptor を介する免疫反応抑制，アポトーシス誘導，アラキドン酸放出抑制などが関与していると推定されているが，正確な機序は不明である[10]．通常，ヒドロキシクロロキン硫酸塩として 200〜400 mg を 1 日 1 回，経口投与する．用量は，性別，身長をもとに求められる理想体重に応じて決定する．HCQ 投与にあたっては，事前に両眼検査，細隙灯顕微鏡検査，眼圧検査，眼底検査（眼底カメラ，光干渉断層計），視野テスト，色覚検査による観察を行う．長期にわたって使用する場合は，少なくとも年に 1 回はこれらの眼科検査を実施する．ただし，累積投与量が 200 g を超えた場合，肝機能障害や腎機能障害がある場合，視力障害がある場合，高齢者では，より頻回の検査が必要と考えられている．HCQ 内服開始初期に多形紅斑の出現をしばしば経験するが，一旦休薬し，少量から再投与すると内服可能なことも多いので重症薬疹型でなければ試しても良いと思われる．

免疫抑制薬

SLE の治療において免疫抑制薬は，GC 単独治療では寛解導入が困難な病態，ステロイド抵抗性の病態，GC 減量を目的に併用される．すなわち免疫抑制薬をステロイド減量効果（steroid sparing effect）を目的として使用するように勧められている．難治性病態に対して積極的に併用し，GC を 6 か月以内に低用量まで漸減することがガイドラインで推奨されている[11]．代表的な病態はループス腎炎（LN）や中枢神経 SLE（NPSLE）で，シクロホスファミド（CYC），ミコフェノール酸モフェチル（MMF），アザチオプリン（AZA），カルシニューリン阻害薬のシクロスポリン（CsA）やタクロリムス（TAC）が使用される．

1．シクロホスファミド（CYC）

CYC はナイトロジェンマスタードの誘導体で，肝臓で活性化されホスホラミドマスタードが

DNA とクロスリンクして DNA の複製を阻害することによって，B 細胞と T 細胞を抑制する．CYC は尿中に排泄されるため，膀胱癌に代表される泌尿器系悪性腫瘍のリスク，出血性膀胱炎を合併するリスクに注意しなければならない．間歇的な経静脈 CYC パルス治療（IVCY）による投与方法を用いることが多くなった．

CYC は増殖性 LN や NPSLE など難治性病態の寛解導入治療に用いられる．0.5〜1.0 g/m² 体表面積を 1 か月に 1 回，6 クール行うことが多い．CYC には発がん性と揮発性があることを認識しなければならない．CYC の調剤は，防護服を着衣し，クリーンベンチ内で行い，閉鎖回路の静脈投与経路の確保が必要である．出血性膀胱炎への対策として補液量を多くして水分負荷と時には利尿薬投与を行うこと，メスナを用いることなどである．女性では無月経が生じる可能性についてもしっかりと説明する必要がある．

2．ミコフェノール酸モフェチル（MMF）

MMF は生体内でミコフェノール酸に加水分解される．ミコフェノール酸は *de novo* 系と *salvage* 系の 2 つのプリン生合成経路のうち，*de novo* 経路の律速酵素であるイノシンモノホスフェイト脱水素酵素（IMPDH）を阻害し DNA 合成を抑制する．T 細胞や B 細胞では，核酸合成を主に *de novo* 系に依存するため，これらの細胞が選択的に抑制される．MMF は増殖性 LN に用いられることが多い．寛解導入治療や維持治療において有用性や同等性が報告されている．1 回 500 mg から 1,000 mg を 12 時間おきに 1 日 2 回食後に内服投与する．年齢，症状により適宜増減ができ，1 日 3,000 mg まで増量で可能である．頻度の高い副作用は下痢や嘔気などの消化器症状で，時に骨髄障害に伴う血球減少や肝機能障害などがある．

3．カルシニューリン阻害薬

カルシニューリンは細胞内シグナル伝達に関わるリン酸化酵素であり，活性化したカルシニューリンは活性化 T 細胞核内因子と呼ばれる複数の転写因子を脱リン酸化して核内に移動させ，イン

ターロイキン-2（IL-2）遺伝子の転写を抑制する．その結果ヘルパーT細胞を活性化して他のサイトカインの産生を促進し，細胞傷害性T細胞やNK細胞の機能を増強させる．カルシニューリン阻害薬のシクロスポリンA（CyA）とタクロリムス（TAC）は，カルシニューリンの活性化を抑制し，選択的なT細胞抑制作用を有する．CyAについては，増殖性LN（class Ⅳ）に対してステロイドとの併用で蛋白尿や腎生検所見の改善が報告され[12]，頻回再発型やステロイド抵抗性ネフローゼ症候群に保険適用がある．TACはLNに保険適用を有し，蛋白尿改善やステロイド減量効果期待し使用する．カルシニューリン活性の抑制作用は，血中濃度-時間曲線下面積（AUC）と相関する．投与後2時間値やトラフ値を参考にする．CyAは，LNのネフローゼ症候群では1.5～3.0 mg/kgを1日2回に分割投与する．トラフ濃度は，導入期で150 ng/mL以下，維持期で100 ng/mL以下を目標とする．TACは3 mgを1日1回夕に投与し，トラフ濃度は導入期で10～15 ng/mL，維持期では5～10 ng/mLを目標とする．

　カルシニューリン阻害薬使用時の注意点は腎機能障害であり，用量依存性で可逆的な急性腎障害と長期投与による慢性腎障害である．そのモニタリングにはトラフ値が用いられる．CyAは全血中濃度が200 ng/mL以上，TACでは全血中濃度が10～20 ng/mL以上になると副作用の頻度が増加する．その他としては，高血圧，高脂血症，高血糖，神経障害，歯肉肥厚，不整脈，可逆性後白質脳症症候群（PRES）に注意が必要である．

4．アザチオプリン（AZA）

　AZAは6-メルカプトプリン（6-MP）のイミダゾール誘導体であり，アデニル酸およびグアニル酸の生合成を阻害する．その結果，T細胞やB細胞増殖を抑制する．LNや難治性病態の維持療法，ステロイド減量目的で用いられることが多い．1日1～2 mg/kg体重で投与される．注意を要する副作用は骨髄抑制であり，白血球数3000/μL以下では禁忌とされている．また，全脱毛が生じることもある．投与開始後早期に発現する重度の急性白血球減少と全脱毛がNUDT15遺伝子多型と関連することが明らかとなり，NUDT15遺伝子多型検査がリウマチ性疾患に対するアザチオプリン投与時のスクリーニング検査として保険適用となっている．日本人の約1%に存在するCys/Cys型の場合は，重篤な副作用のリスクが非常に高いためアザチオプリン使用を原則として控える．Arg/Cys，His/Cysの場合は低用量（通常量の半分程度を目安とする）からの使用開始を考慮する．副作用のリスクが低いArg/Arg，Arg/His型の場合であっても，アザチオプリンの副作用のすべてがNUDT15遺伝子多型に起因するわけではないため，アザチオプリン使用に際しては定期的な副作用モニタリングが必要である．

　妊娠や授乳に関して免疫抑制薬を考える場合，治療上必須な薬であることが大前提である．CYCは妊孕性，催奇形性，胎児毒性で注意が必要である．MMFは動物実験結果および症例報告から奇形のリスクが推測されるので妊娠中の使用は避けるべきである．CyA，TAC，AZAは，移植後の妊娠登録調査などで催奇形性は否定的であり，妊娠中の使用は可能であろう．

生物学的製剤

1．ベリムマブ

　ベリムマブは，完全ヒト型抗BLySモノクローナル抗体製剤である．SLEに対する新規分子標的治療薬であり，既存治療で効果不十分なSLEに保険適用を有する．既存治療に併用することで治療反応率の向上，再燃の低下，ステロイド減量効果が期待されている．点滴静注製剤と皮下注射製剤がある．B細胞に「可溶性Bリンパ球刺激因子（BLyS）」と呼ばれる因子が結合することで，B細胞の活性化・生存，形質細胞への分化が促される．SLEではBLysが過剰に発現していることが報告されている．ベリムマブは，「BLyS」を選択的に阻害するモノクローナル抗体製剤であり，BLySを阻害することで，B細胞の生存抑制や形質細胞へ

の分化を抑制し，結果的に自己抗体の産生を抑制する．それによって炎症反応の抑制や免疫複合体の形成抑制から臓器障害の進展を阻止することが期待されている[13]．ベリムマブの臨床試験における52週時の臓器系別改善率は，筋骨格系，腎系，免疫系でベンリスタ併用群とプラセボ併用群間に有意差が認められた[14]．有害事象は，上気道感染，鼻咽頭炎，ウイルス性上気道感染などであり，重篤なものが少ないのが特徴である．

2．アニフロルマブ

アニフロルマブは，完全ヒト型抗IFNAR1（インターフェロンαレセプター1）抗体であり，分子量約148 kDaのヒトIgG1モノクローナル抗体である．IFNAR1に結合，IFNAR1の細胞内移行が誘導され，細胞表面のIFNAR1の発現レベルが低下，IFNAR1を介したⅠ型IFNシグナル伝達を阻害し，Ⅰ型IFN応答性の遺伝子の発現を抑制する[15]．サイトカインのIFNファミリーは，自然免疫応答における重要な因子と考えられている．3種類の異なるIFNが存在し，免疫における役割は重複するものもあれば異なるものもある[16]．SLEにおけるⅠ型IFNの慢性的増加は，Ⅰ型IFNの過剰産生，Ⅰ型IFNに対する感受性の亢進および負の調節障害に依存する．83%のSLE患者でⅠ型IFN誘導遺伝子シグネチャーが上昇していたことが報告されている[17]．発疹，低補体血症および抗DNA抗体上昇を呈したSLE患者では，Ⅰ型IFN誘導遺伝子シグネチャーの有意な上昇が認められている．ケラチノサイト，滑膜組織によるⅠ型およびⅢ型IFN産生[18]，腎生検におけるpDCの蓄積およびⅠ型IFN誘導遺伝子の発現，中枢神経ループス患者の髄液中IFN-α量増加も報告されている．アニフロルマブの臨床試験[19]では，BICLAという指標が用いられており，全般的な疾患活動性や臓器系の悪化がないだけでなく，BILAGで定義される全身と8つの臓器病変がすべて改善した場合，BICLA達成（BICLAレスポンダー）と定義されている．主要評価項目である投与52週時のBICLA達成率は，アニフロルマブ群

47.8%，プラセボ群31.5%であり，プラセボに対するアニフロルマブの優越性が示された．ベースラインのGCの用量が10 mg/日以上の患者集団における投与52週時のGCの減量達成例の割合は，プラセボ群（30.2%）に比べて，アニフロルマブ群（51.5%）で有意に高値であり，ステロイドの減量効果が期待できる．さらにベースラインのCLASI活動性スコアが10点以上の患者集団における投与12週時のCLASIが50%以上改善した達成率は，プラセボ群（25.0%）に比べて，アニフロルマブ群（49.0%）で有意に高値であり，皮膚症状の改善に大いに期待できる．主な有害事象（発現率10%以上）は，アニフロルマブ群で上気道感染，上咽頭炎，注入に伴う反応などであり，Ⅰ型IFNの阻害によるウイルス感染の増加が懸念事項ではある．帯状疱疹の増加も懸念点の1つであり，帯状疱疹は，アニフロルマブ300 mg群の28/459例（6.1%），プラセボ群の6/466例（1.3%）と報告されており，帯状疱疹が発現した28例のうち，26例は軽度または中等度であったものの今後実臨床での検討が必要な点である．

参考文献

1) Coursin DB, Wood KE：Corticosteroid supplementation for adrenal insufficiency. *Jama*, **287**（2）：236-240, 2002.

2) Recommendations for the prevention and treatment of glucocorticoid-induced osteoporosis. American College of Rheumatology Task Force on Osteoporosis Guidelines. *Arthritis Rheum*, **39**（11）：1791-1801, 1996.

3) Nawata H, Soen S, Takayanagi R, et al：Guidelines on the management and treatment of glucocorticoid-induced osteoporosis of the Japanese Society for Bone and Mineral Research（2004）. *J Bone Miner Metab*, **23**（2）：105-109, 2005.

4) Van S：The epidemiology of corticosteroid-induced osteoporosis：a meta-analysis. *Osteoporosis Int*, **13**：777-787, 2003.

5) Van S：Use of oral corticosteroids and risk of

fracture. *J Bone Miner Res*, **15** : 993-1000, 2003.

6) Piper J : Corticosteroid use and peptic ulcer disease : role of nonsteroidal anti-inflammatory drugs. *Ann Intern Med*, **144** : 735, 1991.

7) 市川陽一：全身性エリテマトーデスの予後因子と治療. 日本医事新報, **3322** : 3, 1987.

8) Ramsey-Goldman R, Schilling E : Immunosuppressive drug use during pregnancy. *Rheum Dis Clin North Am*, **23**(1) : 149-167, 1997.

9) Kitridou R : The mother in systemic lupus erythematosus. Dubois' Lupus Erythematosus (Wallace DJ, et al eds), 6th ed, Lippincott William & Wilkins, Philadelphia, pp. 986-1021, 2002.

10) Warhust DC, Steele JCP, Adagu IS, et al : Hydroxychloroquine is much less active than chloroquine against chloroquine-resistant Plasmodium falciparum, in agreement with its physicochemical properties. *J Antimicrob Chemother*, **52**(2) : 188-193, 2003.

11) Bertsias G, Ioannidis JPA, Boletis J, et al : EULAR recommendations for the management of systemic lupus erythematosus. Report of a Task Force of the EULAR Standing Committee for International Clinical Studies Including Therapeutics. *Ann Rheum Dis*, **67** : 195-205, 2008.

12) Tam LS, Li EK, Leung CB, et al : Long-term treatment of lupus nephritis with cyclosporin A. *QJM*, **91** : 573-580, 1998.

13) Zhang F, Bae SC, Bass D, et al : A pivotal phase Ⅲ, randomised, placebo-controlled study of belimumab in patients with systemic lupus erythematosus located in China, Japan and South Korea. *Ann Rheum Dis*, **77** : 355-363, 2018.

14) Furie RA, Petri MA, Wallance DJ, et al : Novel evidence-based systemic lupus erythematosus responder index. *Arthritis Rheum*, **61** : 1143-1151, 2009.

15) Riggs JM, Hanna RN, Rajan B, et al : Characterisation of anifrolumab, a fully human anti-interferon receptor antagonist antibody for the treatment of systemic lupus erythematosus. *Lupus Sci Med*, **5** : e000261, 2018.

16) Rönnblom L, Leonard D : Interferon pathway in SLE : one key to unlocking the mystery of the disease. *Lupus Sci Med*, **6** : e000270, 2019.

17) Li QZ, Zhou J, Lian Y, et al : Interferon signature gene expression is correlated with autoantibody profiles in patients with incomplete lupus syndromes. *Clin Exp Immunol*, **159**(3) : 281-291, 2010.

18) Wenzel J : Cutaneous lupus erythematosus : new insights into pathogenesis and therapeutic strategies. *Nat Rev Rheumatol*, **15**(9) : 519-532, 2019.

19) Morand EF, Richard F, Tanaka Y, et al : Trial of Anifrolumab in Active Systemic Lupus Erythematosus. *N Engl J Med*, **382**(3) : 211-221, 2020.

MB Derma, 326：71-76, 2022.

◆特集／これ1冊！皮膚科領域における膠原病診療の極意

シェーグレン症候群の診断と治療の極意

新井　達*

Key words：シェーグレン症候群(Sjögren syndrome)，環状紅斑(annular erythema)，紫斑(purpura)，診断(diagnosis)，治療(treatment)

Abstract　シェーグレン症候群では環状紅斑，凍瘡様紅斑，虫刺様紅斑，高ガンマグロブリン血症性紫斑，蕁麻疹様血管炎などの多彩な特徴的皮膚症状を呈する．皮疹からシェーグレン症候群を疑った場合は乾燥症状やリンパ節腫脹の有無，そして一次性，二次性シェーグレン症候群のいずれに分類されるかを診断する必要がある．皮膚症状は環状紅斑のように，当初，口腔乾燥が明らかではない症例があることに注意が必要であり，治療に際しては発熱などの全身症状の有無や合併症の有無を勘案しながら方針を決定する．また，シェーグレン症候群では経過中に悪性リンパ腫を合併する可能性があり，注意して経過をみる必要がある．

はじめに

シェーグレン症候群(以下，SS)は慢性唾液腺炎と乾燥性角結膜炎を主症状とする自己免疫性疾患である．臨床的に，他の膠原病の合併がない一次性SSと，全身性エリテマトーデス(以下，SLE)や強皮症(抗セントロメア抗体陽性例が多い)などの他の膠原病を合併する二次性SSに分類することが可能である．また，SSは，はじめから乾燥症状を呈するわけではなく，病初期には発熱や関節痛，そして皮疹などの腺外症状が前面となることも珍しくない．本稿では，SSにみられる特徴的な皮膚症状について解説し，その皮膚症状からどのように検査をすすめ，治療を行うか，という事について述べる．

シェーグレン症候群に特徴的な皮疹
臨床像から診断するポイント

1．環状紅斑(図1)

顔面，上肢，体幹などに好発し，環の幅が太い

* Satoru ARAI, 〒104-8560 東京都中央区明石町9-1　聖路加国際病院皮膚科，部長

紅斑を形成することが特徴である．典型的な環状の形態を呈することもあれば，馬蹄形，C形の形態を呈することも珍しくない．病勢が強い症例では二重リング，三重リング状を呈することもある．環状紅斑は二次性よりも一次性SSに多くみられ[1]，抗SS-A，抗SS-B抗体共に陽性を呈する症例が76%[1]と多い．SSでは環状紅斑を呈する頻度が33%[2]と高く，環状紅斑とともに発熱やリンパ節腫脹を伴う例も多いため，発熱と環状紅斑を主訴に来院した症例ではSSの存在を疑う必要がある．鑑別疾患には遠心性環状紅斑，遠心性に拡大する湿疹様病変などがあるが，前者は環の幅が細いこと，後者は不完全な環状を呈することから鑑別可能である．また，本症を呈する時期には乾燥症状を伴わない症例も少なくないので，乾燥症状がみられなくてもSSを否定してはいけない．

2．高ガンマグロブリン血症性紫斑(図2)

SSでは多クローン性高ガンマグロブリン血症がみられ，下腿伸側に本症を生じることがある．IgA血管炎にみられるpalpable purpura(触知する紫斑)とは異なり，粟粒大から半米粒大の平らな紫斑が多発，集簇する．紫斑は反復して生じる

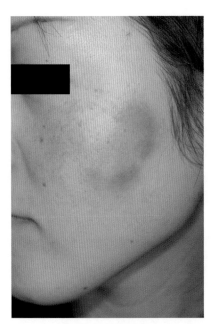

図 1. SS の環状紅斑

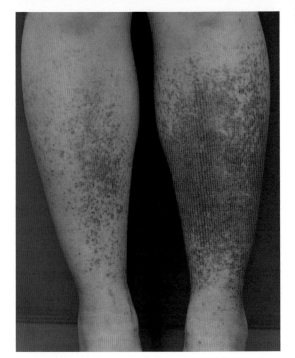

図 2. 高ガンマグロブリン血症性紫斑

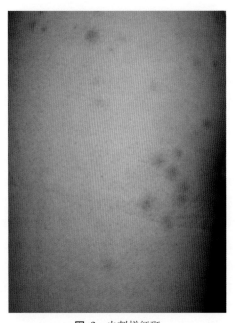

図 3. 虫刺様紅斑

ため，ヘモジデリン沈着を伴って褐色調を呈する．本症を呈する SS では乾燥症状がほぼ必発[3]であり，SS の診断が確定している症例の経過中にみられることが多い.

3. 虫刺様紅斑（図 3）

臨床的に顔面，上肢に小豆大から大豆大の浮腫

と浸潤を伴う紅斑が単発，もしくは多発することが特徴であり，特に単発例では発熱や関節痛などの全身症状を伴わないことから，虫刺症や接触皮膚炎との鑑別が必要である．虫刺症や接触皮膚炎とは異なって痒みを伴うことは通常ないことが鑑別のポイントである．皮疹は数週〜1, 2 か月程度で自然に軽快する[4]ことが多い.

4. 凍瘡様紅斑（図 4）

SS では晩秋から早春にかけて凍瘡がみられることが多いが，凍瘡の好発時期とは関連なく，5 月以降の寒冷刺激のない時期に手指や手掌に凍瘡様の紅斑を認めることが少なくない[5]．臨床的に凍瘡と類似するため，凍瘡様紅斑といわれ，凍瘡様紅斑では SS や SLE などの背景となる疾患があること，そして暗赤色の滲出を伴う紅斑が両手指に多発，もしくは手指を越えて手掌にもみられることが特徴である．中年以降の女性に凍瘡が毎年出現するようになった，などを主訴として来院する場合が考えられる.

5. 蕁麻疹様血管炎（図 5）

蕁麻疹様血管炎（urticarial vasculitis：以下，UV）は蕁麻疹の特殊型で，臨床的には紫斑を伴う蕁麻疹である．組織学的に免疫複合体沈着性核破

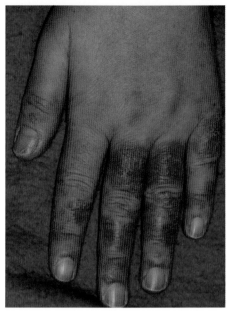

図 4. 凍瘡様紅斑

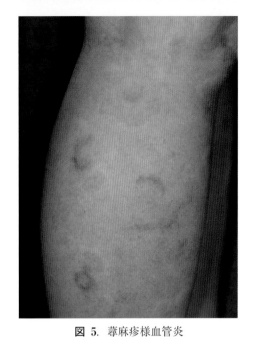

図 5. 蕁麻疹様血管炎

砕性血管炎を呈する．補体低下の有無により正補体血症性 UV と低補体血症性 UV の 2 型に分類[6]され，前者は予後良好，後者は腹痛や関節痛などを伴い，将来的に肺気腫や腎症を合併することがあり，予後不良である．SS に伴って生じる UV は正補体血症性の場合が多く，通常予後良好である．臨床的に皮疹は下肢，特に下腿に皮疹を生じることが多い．紫斑は膨疹の辺縁を縁取るように環状を呈する例や，紅斑部に一致して紫斑がみられる例の 2 通りがある．

皮膚症状からシェーグレン症候群を疑った場合の診察と検査（血液検査，画像検査，病理組織学的検査）のすすめ方

1．診察方法
a）皮膚症状から SS を疑った場合の診察の進め方
(1) 乾燥性角結膜炎と口渇の有無を確認する

乾燥性角結膜炎の代表的な症状は，起床時に眼がゴロゴロするような違和感がみられることであり，ドライアイの有無とともに眼の違和感の有無を確認する．口腔内乾燥の有無を確認するには舌の所見を観察するのがもっとも簡便である．具体的に軽度の乾燥症状では，舌背に白い泡状の唾液

が塊になってみられることから口腔内乾燥の存在を推測可能であり，顕著な乾燥があれば赤い平らな舌の所見がみられるので，容易に診断可能である．

(2) リンパ節腫脹の有無を確認する

SS では無痛性リンパ節腫脹がみられることが多いので，頸部，腋窩リンパ節腫脹の有無を確認する．ときに亜急性壊死性リンパ節炎を呈することもあり，この場合は可動性不良な数珠状のリンパ節腫脹がみられる．

(3) 唾液腺腫脹の有無を確認する

耳下腺腫脹（図 6）や顎下腺腫脹が反復性にみられることがあり，発熱を伴う例も多い．

(4) 一次性 SS と二次性 SS の鑑別のため，全身性強皮症（以下，SSc）や SLE の有無を確認する．

臨床的に SS を疑った場合は抗セントロメア抗体陽性 SSc の合併頻度が高いので，近位爪郭部の点状出血，爪上皮延長，手指の浮腫性硬化の有無を確認する．二次性 SS として SLE を合併する場合は大きく 2 通りあり，SLE を疑って精査した症例に採血で抗 SS-A 抗体，抗 SS-B 抗体が陽性である場合，もう一方は当初，臨床的に SLE を疑ったが，採血上では SLE の所見がなく，SS と診断せざるを得ない例であり，この場合は数年後に

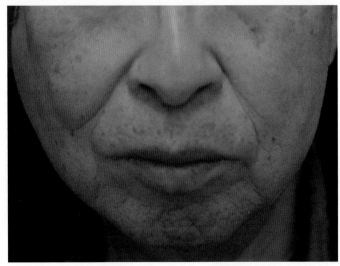

図 6. SS の反復性耳下腺炎
右耳下腺の腫脹がみられる.

SLE が顕在化する例が多い.

⑤ SS を疑った場合に必要な検査項目

血算では白血球数減少,血小板数減少が,生化学検査では総蛋白上昇,アルカリフォスファターゼ(ALP)上昇がみられる頻度が高い.

総蛋白上昇は多クローン性ガンマグロブリン血症に伴うものであるため,臨床的に SS を疑った場合は血清 IgG,IgA,IgM とともに蛋白分画もオーダーすると有用である.

ALP 上昇は原発性胆汁性胆管炎(原発性胆汁性肝硬変)を疑う指標となる.肝障害がなく,ALP のみが高い SS 症例では本疾患の可能性を考えて,抗ミトコンドリア M2 抗体を測定する.

自己抗体の測定項目として必要なものは抗核抗体,抗 SS-A 抗体,抗 SS-B 抗体,そして抗セントロメア抗体(抗セントロメア抗体陽性 SS もみられるため,手指の浮腫性硬化の有無にかかわらず検査する)を測定する.また,SLE 合併の有無を確認するため,補体,抗 dsDNA 抗体,抗 Sm 抗体,抗 nRNP 抗体も確認する.

尿所見では尿蛋白,尿潜血の有無を確認する.SS では尿細管間質性腎炎を合併する頻度が高いので,異常がみられた場合は尿中の NAG,$\beta2$ ミクログロブリン,血中 $\beta2$ ミクログロブリンも測定し,可能であれば尿蛋白の定量も行う.また,遠位尿細管性アシドーシス合併例では低カリウム

血症からの脱力を引き起こす症例もある.

⑥ SS が確定した場合に必要な検査項目

・**悪性リンパ腫**:悪性リンパ腫は SS で最も重要な合併症である.SS は健常人の 10〜14 倍悪性リンパ腫の合併が多くみられるとの報告[7]があり,特に B 細胞リンパ腫の合併率が多くみられる.唾液腺やリンパ節由来のリンパ腫が多いので注意を要する.

・**肺線維症**:SS では間質にリンパ球が浸潤して間質性肺炎を合併することがある.基本的には慢性型間質性肺炎であり,下肺野を主体とした変化である.単純 CT で病変の拡がりを確認し,KL-6 や SP-D を測定して活動性を確認する.

・**橋本病**:自己免疫性慢性甲状腺炎であり,甲状腺機能低下を呈する.甲状腺機能(TSH, FT3, FT4)と共に抗マイクロゾーム抗体と抗サイログロブリン抗体の検査を行う.臨床的に前頸部の甲状腺腫脹がみられる例では本症を強く疑う.

・**サルコイドーシス**:悪性リンパ腫とともにサルコイドーシスは SS の代表的合併症である.肺門リンパ節腫脹を伴う症例では,アンギオテンシン変換酵素(ACE),リゾチーム,血清カルシウム価を確認する.

・**クリオグロブリン血症**:特に下腿に紫斑を呈する例では確認を要する.SS に伴うクリオグロブリン血症では Ⅱ型,Ⅲ型のことが多い.

⑺ シェーグレン症候群の診断に必要な検査法 (シルマー試験, ガムテスト, 口唇小唾液腺生検)

臨床的に眼や口腔内乾燥所見が疑われたら, シルマー試験とガムテストを行う. シルマー試験は専用の 35 mm 目盛りのある濾紙を下眼瞼耳側 1/3 に静置して涙液の量を測る検査であり, 5 分間静置して濾紙の濡れた目盛りが 5 mL 以下であれば陽性である. 陽性例では眼科に診療依頼を行って角膜炎の有無などを診察してもらう.

ガムテストは実際にガムを 10 分間噛んでもらい, その刺激で出てくる唾液を飲み込まずに, 目盛りが入ったスピッツの中にためて唾液分泌量の低下の有無を計測する方法である. 10 mL 以下であれば唾液分泌低下あり, と判断する. ガムの種類に関しては特に規定はないが, 被検者毎にガムの種類が異なると判定者も参考にならないため, 同じガムを噛んでもらうようにするとよい.

ガムテストが陽性であれば, 口唇小唾液腺生検を行う. 具体的には下口唇を挟瞼器で挟み, 光沢を帯びた粟粒大結節が唾液腺開口部であるため, 同部を中心にして縦方向に切開する. 浅く切りすぎると, 肝心の唾液腺が入らない可能性があるので注意する. 縫合は吸収糸を用いて縫合すれば抜糸不要である.

治療法

治療方法は腺症状に対する治療と腺外症状に対する治療に分けて考える.

1. 腺症状

代表的な腺症状である乾燥性角結膜炎に対しては精製ヒアルロン酸ナトリウム(ヒアレイン®)点眼, ジクアホソルナトリウム(ジクアス®)点眼, レバミピド(ムコスタ®)点眼などを用いる. 重症の乾燥性角結膜炎患者に対しては涙点プラグを挿入して, 涙液が眼から鼻へ排出されないようにする. 口腔乾燥症に対しては軽度であればブロムヘキシン塩酸塩(ビソルボン®)内服, 漢方薬である麦門冬湯®内服を用いる. 中等症から重症の症例では唾液分泌促進作用のあるピロカルピン塩酸塩

(サラジェン®)やセビメリン塩酸塩水和物(エボザック®)内服を行う. 1 日 3 回投与の薬剤であるが, 副作用として腹痛を生じる可能性があり, 1 日 2 回から開始することも 1 つの方法である. そのほか, 人口唾液であるサリベート®を使用する.

2. 腺外症状

シェーグレン症候群は多彩な合併症がある. 皮膚科領域では上述の皮膚症状に加えて, 関節痛, レイノー現象, リンパ節腫脹などの頻度が高い. 関節痛に対しては非ステロイド系消炎鎮痛剤内服, レイノー現象は経過観察の事も多いが, 頻回に出現する症例では Ca 拮抗薬やトコフェロールニコチン酸エステル(ユベラ N®), リマプロストアルファデクス(オパルモン®)内服などで対処する.

皮膚症状に対する治療として, 発熱を伴う環状紅斑を繰り返す症例では中等量(プレドニゾロン換算で 20〜30 mg/day)のステロイド剤内服, 蕁麻疹様血管炎や高ガンマグロブリン血症性紫斑でも中等量のプレドニゾロン内服を選択する. 皮疹主体の環状紅斑や虫刺様紅斑ではヒドロキシクロロキン(プラケニル®)内服(保険適用外)が奏効するので, 眼科的所見がないことを確認後, 標準体重あたり 6.5 mg/kg/day 以下で内服加療する.

代表的な腺外症状には慢性甲状腺炎(橋本病), 間質性肺炎, 原発性胆汁性胆管炎, 尿細管間質性腎炎, 尿細管性アシドーシス, 悪性リンパ腫などがある. SS と診断し, TSH 上昇, FT3, FT4 低下がみられる症例では抗サイログロブリン抗体と抗マイクロゾーム抗体を計測し, 内分泌代謝内科に診療依頼する. 甲状腺機能が低下している症例ではレボチロキシンナトリウム(T_4)水和物(チラージン S®)などの内服治療が行われる. SS に伴う間質性肺炎は肺の間質にリンパ球が浸潤して生じる. KL-6, 呼吸機能, 胸部 CT などで評価を行い, 進行がみられれば呼吸器内科医と相談してステロイド治療を考慮する. 特に高齢, 男性, 口唇小唾液腺生検スコア 4 以上の症例は間質性肺炎合併の危険因子として報告[8]されている. 原発性胆

汁性胆管炎は上述の如く，ALP 上昇がみられた場合に疑う所見である．抗ミトコンドリア M2 抗体陽性例では消化器内科に診療依頼を行う．原発性胆汁性胆管炎の根本治療はないが，ウルソデオキシコール酸（ウルソ®）が病状の進行を遅らせることが可能であるため[9]，第1選択薬として使用される．

最後に

以上，SS の診断と診療と治療の流れについて具体的に述べた．SS は比較的緩徐に進行することの多い疾患であり，皮膚症状が初発症状となり，診断確定に至る事も稀ではない．また，SS は悪性リンパ腫をはじめとする合併症にも十分な注意が必要であり，早期に診断し，その後の経過をみていくことが可能な皮膚科の果たす役割はとても大きいと考えられる．

文　献

1) Bernacchi E, Amato L, Parodi A, et al：Sjögren's syndrome：a retrospective review of the cutaneous features of 93 patients by the Italian Group of Immuno-dermatology. *Clin Exp Rheumatol*, 22：55-62, 2004.
2) 新井　達：Sjögren 症候群　皮疹からのアプローチ．日皮会誌，123：2589-2591，2013.
3) Sugai S, Shimizu S, Tachibana J, et al：Hypergammaglobulinemic purpura in patients with Sjögren's syndrome：a report of nine cases and a review of the Japanese literature. *Jpn J Med*, 28：148-155, 1989.
4) 濱崎洋一郎：皮膚科医が診る Sjögren 症候群．日臨皮会誌，33：483-491，2016.
5) 津村協子，新井　達：Sjögren 症候群/SLE の凍瘡様皮疹．皮病診療，42：328-332，2020.
6) Davis MDP, van der Hilst JCH：Mimickers of Urticaria：Urticarial Vasculitis and Autoinflammatory Diseases. *J Allergy Clin Immunol Pract*, 6：1162-1170, 2018.
7) Retamozo S, Brito-Zerón P, Ramos-Casals M：Prognostic markers of lymphoma development in primary Sjögren syndrome. *Lupus*, 28：923-936, 2019.
8) Kakugawa T, Sakamoto N, Ishimoto H, et al：Lymphocytic focus score is positively related to airway and interstitial lung diseases in primary Sjögren's syndrome. *Resp Med*, 137：95-102, 2018.
9) Carely EJ, Ali AH, Lindor KD：Primary biliary cirrhosis. *Lancet*, 386(10003)：1565-1575, 2015.

Monthly Book

Derma.

──── 2022 年度　年間購読料　42,130 円 ────
通常号：定価 2,750 円（本体 2,500 円＋税）× 11 冊
増大号：定価 5,500 円（本体 5,000 円＋税）× 1 冊
増刊号：定価 6,380 円（本体 5,800 円＋税）× 1 冊

※各号定価：本体 2,500 円＋税（増刊・増大号は除く）

※その他のバックナンバーにつきましては，弊社ホームページ
（https://www.zenniti.com）をご覧ください.

FAX による注文・住所変更届け

改定：2015 年 1 月

毎度ご購読いただきましてありがとうございます．

読者の皆様方に小社の本をより確実にお届けさせていただくために，FAX でのご注文・住所変更届けを受けつけております．この機会に是非ご利用ください．

◎ご利用方法

FAX 専用注文書・住所変更届けは，そのまま切り離して FAX 用紙としてご利用ください．また，注文の場合手続き終了後，ご購入商品と郵便振替用紙を同封してお送りいたします．**代金が 5,000 円をこえる場合，代金引換便とさせて頂きます．**その他，申し込み・変更届けの方法は電話，郵便はがきも同様です．

◎代金引換について

本の代金が 5,000 円をこえる場合，代金引換とさせて頂きます．配達員が商品をお届けした際に，現金またはクレジットカード・デビットカードにて代金を配達員にお支払い下さい(本の代金＋消費税＋送料)．(※年間定期購読と同時に 5,000 円をこえるご注文を頂いた場合は代金引換とはなりません．郵便振替用紙を同封して発送いたします．代金後払いという形になります．送料は定期購読を含むご注文の場合は頂きません)

◎年間定期購読のお申し込みについて

年間定期購読は，1 年分を前金で頂いておりますため，代金引換とはなりません．郵便振替用紙を本と同封または別送いたします．送料無料，また何月号からでもお申込み頂けます．

毎年末，次年度定期購読のご案内をお送りいたしますので，定期購読更新のお手間が非常に少なく済みます．

◎住所変更届けについて

年間購読をお申し込みされております方は，その期間中お届け先が変更します際，必ずご連絡下さいますようよろしくお願い致します．

◎取消，変更について

取消，変更につきましては，お早めに FAX，お電話でお知らせ下さい．

返品は，原則として受けつけておりませんが，返品の場合の郵送料はお客様負担とさせていただきます．その際は必ず小社へご連絡ください．

◎ご送本について

ご送本につきましては，ご注文がありましてから約 1 週間前後とみていただきたいと思います．お急ぎの方は，ご注文の際にその旨をご記入ください．至急送らせていただきます．2〜3 日でお手元に届くように手配いたします．

◎個人情報の利用目的

お客様から収集させていただいた個人情報，ご注文情報は本サービスを提供する目的(本の発送，ご注文内容の確認，問い合わせに対しての回答等)以外には利用することはございません．

その他，ご不明な点は小社までご連絡ください．

株式会社 全日本病院出版会　〒113-0033 東京都文京区本郷 3-16-4-7F
電話 03(5689)5989　FAX03(5689)8030　郵便振替口座 00160-9-58753

FAX 専用注文用紙 5,000円以上代金引換 (皮 '22.7)

Derma 年間定期購読申し込み（送料弊社負担）					
□ 2022 年 1 月～12 月（定価 42,130 円）　　□ 2021 年__月～12 月					

□ Derma バックナンバー申し込み（号数と冊数をご記入ください）					
No. / 冊		No. / 冊		No. / 冊	

	冊
Monthly Book Derma. 創刊 20 周年記念書籍 □ そこが知りたい 達人が伝授する日常皮膚診療の極意と裏ワザ（定価 13,200 円）	
Monthly Book Derma. 創刊 15 周年記念書籍 □ 匠に学ぶ皮膚科外用療法―古きを生かす，最新を使う―（定価 7,150 円）	
Monthly Book Derma. No. 314（'21.10 月増大号） □ 手元に 1 冊！皮膚科混合・併用薬使用ガイド（定価 5,500 円）	
Monthly Book Derma. No. 307（'21.4 月増刊号） □ 日常診療にこの 1 冊！皮膚アレルギー診療のすべて（定価 6,380 円）	
Monthly Book Derma. No. 300（'20.9 月増大号） □ 皮膚科医必携！外用療法・外用指導のポイント（定価 5,500 円）	
Monthly Book Derma. No. 294（'20.4 月増刊号） □ "顔の赤み" 鑑別・治療アトラス（定価 6,380 円）	
Monthly Book Derma. No. 288（'19.10 月増大号） □ 実践！皮膚外科小手術・皮弁術アトラス（定価 5,280 円）	

PEPARS 年間定期購読申し込み（送料弊社負担）					
□ 2022 年 1 月～12 月（定価 42,020 円）　　□ 2021 年__月～12 月					

□ PEPARS バックナンバー申し込み（号数と冊数をご記入ください）					
No. / 冊		No. / 冊		No. / 冊	

	冊
□ カスタマイズ治療で読み解く美容皮膚診療（定価 10,450 円）	
□ 足の総合病院・下北沢病院がおくる！ポケット判 主訴から引く足のプライマリケアマニュアル（定価 6,380 円）	
□ 目もとの上手なエイジング（定価 2,750 円）	
□ カラーアトラス 爪の診療実践ガイド 改訂第 2 版（定価 7,920 円）	
□ イチからはじめる美容医療機器の理論と実践 改訂第 2 版（定価 7,150 円）	
□ 臨床実習で役立つ 形成外科診療・救急外科処置ビギナーズマニュアル（定価 7,150 円）	
□ 足爪治療マスター BOOK（定価 6,600 円）	
□ 図解 こどものあざとできもの―診断力を身につける―	
□ 美容外科手術―合併症と対策―（定価 22,000 円）	
□ 足育学 外来でみるフットケア・フットヘルスウェア（定価 7,700 円）	
□ 実践アトラス 美容外科注入治療 改訂第 2 版（定価 9,900 円）	
□ Non-Surgical 美容医療超実践講座（定価 15,400 円）	
□ スキルアップ！ニキビ治療実践マニュアル（定価 5,720 円）	

その他（雑誌名/号数，書名と冊数をご記入ください）
□

お名前	フリガナ		診療科
		要捺印	
ご送付先	〒　　―		

TEL : 　（　　　）	FAX : 　（　　　）

FAX 03-5689-8030 全日本病院出版会行

年　月　日

住 所 変 更 届 け

お 名 前	フリガナ	
お客様番号		毎回お送りしています封筒のお名前の右上に印字されております8ケタの番号をご記入下さい。
新お届け先	〒　　　　都 道 　　　　　府 県	
新電話番号	（　　　　　）	
変更日付	年　　月　　日より	月号より
旧お届け先	〒	

※ 年間購読を注文されております雑誌・書籍名に✓を付けて下さい。

- ☐ Monthly Book Orthopaedics （月刊誌）
- ☐ Monthly Book Derma. （月刊誌）
- ☐ 整形外科最小侵襲手術ジャーナル （季刊誌）
- ☐ Monthly Book Medical Rehabilitation （月刊誌）
- ☐ Monthly Book ENTONI （月刊誌）
- ☐ PEPARS （月刊誌）
- ☐ Monthly Book OCULISTA （月刊誌）

FAX 03-5689-8030

全日本病院出版会行

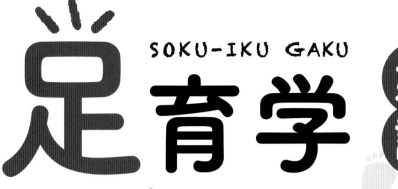

足育学
SOKU-IKU GAKU

好評

外来でみる
フットケア・フットヘルスウェア

編集：**高山かおる**　埼玉県済生会川口総合病院 主任部長
一般社団法人足育研究会 代表理事

2019 年 2 月発行　B5 判　274 頁　定価 7,700 円（本体 7,000 円＋税）

治療から運動による予防まで
あらゆる角度から「足」を学べる足診療の決定版！

解剖や病理、検査、治療だけでなく、日々のケアや爪の手入れ、
運動、靴の選択など知っておきたいすべての足の知識が網羅されています。
皮膚科、整形外科、血管外科・リンパ外科・再建外科などの**医師**や**看護師**、
理学療法士、**血管診療技師**、さらには**健康運動指導士**や**靴店マイスター**など、
多職種な豪華執筆陣が丁寧に解説！
初学者から専門医師まで、とことん「足」を学べる一冊です。

CONTENTS

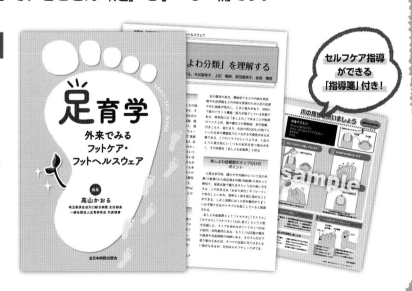

セルフケア指導
ができる
「指導箋」付き！

全日本病院出版会
〒113-0033　東京都文京区本郷 3-16-4　Tel:03-5689-5989
www.zenniti.com　　　　　　　　　　　　　　Fax:03-5689-8030

掲載広告一覧

鳥居薬品　　　　　　　　　　　　　　表2
ケイセイ　　　　　　　　　　　　　　表3

編集主幹：照井　　正　日本大学教授
　　　　　大山　　学　杏林大学教授

No. 326　編集企画：
茂木精一郎　群馬大学教授

Monthly Book Derma.　No. 326

2022年9月15日発行（毎月15日発行）
定価は表紙に表示してあります．
Printed in Japan

発行者　　末　定　広　光
発行所　　株式会社　全日本病院出版会
〒113-0033 東京都文京区本郷3丁目16番4号7階
　　　　　　電話（03）5689-5989　Fax（03）5689-8030
　　　　　　郵便振替口座 00160-9-58753
印刷・製本　三報社印刷株式会社　　　電話（03）3637-0005
広告取扱店　㈱メディカルブレーン　　電話（03）3814-5980

Ⓒ ZEN・NIHONBYOIN・SHUPPANKAI, 2022

・本誌に掲載する著作物の複製権・翻訳権・上映権・譲渡権・公衆送信権（送信可能化権を含む）は株式会社
　全日本病院出版会が保有します．
・ JCOPY ＜（社）出版者著作権管理機構　委託出版物＞
　本誌の無断複写は著作権法上での例外を除き禁じられています．複写される場合は，そのつど事前に，（社）出版
　者著作権管理機構（電話 03-5244-5088, FAX 03-5244-5089, e-mail: info@jcopy.or.jp）の許諾を得てください．
・本誌をスキャン，デジタルデータ化することは複製に当たり，著作権法上の例外を除き違法です．代行業者等の
　第三者に依頼して同行為をすることも認められておりません．